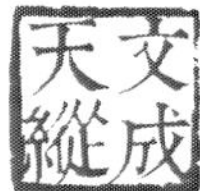
文成
天縱

本草品彙精要珍抄二種

BENCAO PINHUI JINGYAO ZHEN-CHAO ER ZHONG

〔明〕劉文泰 等 纂

5

廣西師範大學出版社
GUANGXI NORMAL UNIVERSITY PRESS
·桂林·

第五册目録

御製本草品彙精要（二）

石之土

黃石脂 無毒

土石生

黃石脂

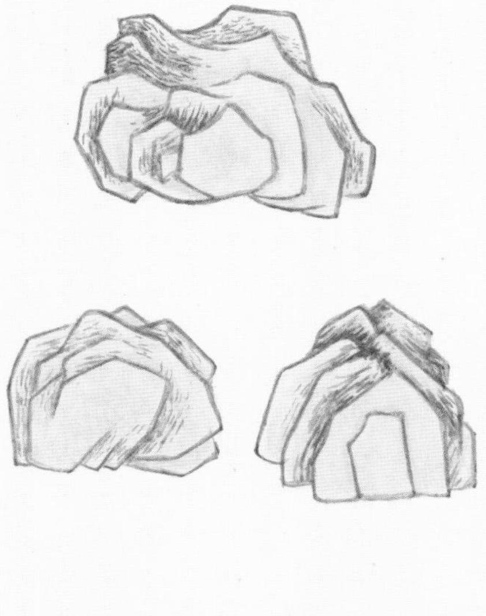

黃石脂主養脾氣安五臟調中大人小兒泄痢腸澼下膿血去白蟲除黃疸癰疽蟲

久服輕身延年名醫所錄

【名】黃符

【地】圖經曰生嵩高山色如鶯雛吳氏謂之黃符如㹠腦鴈雛者今潞州亦有之然醫家所用惟赤白二種也

【時】生無時　採無時

【用】文理膩綴唇者爲上

【質】類滑石而酥輭

【色】黃

味 苦

性 平洩

氣 味厚於氣陰中之陽

臭 朽

主 養脾氣固腸胃

助 曾青爲之使

反 畏蜚蠊黃連甘草惡細辛

製 凡使須研如粉以新汲水投器中攪不住手飛過三度澄者去之取飛過

者入藥用

禁 不得食卵味

石之土

白石脂 無毒

土石生

潞州白石脂

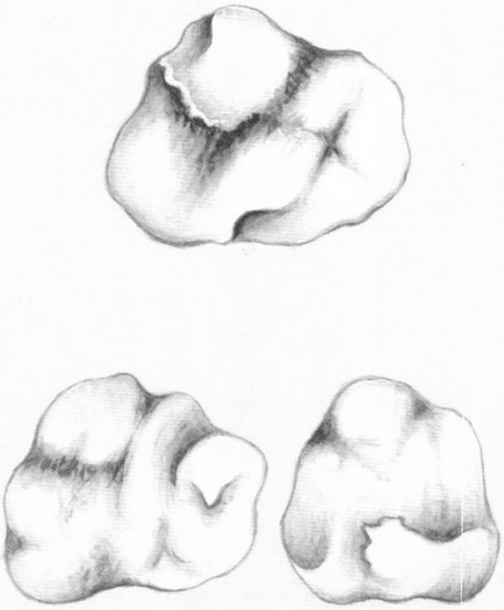

白石脂主養肺氣厚腸補骨髓療五臟驚悸不足心下煩止腹痛下水小腸澼熱溏便膿血女子崩中漏下赤白沃排癰疽瘡痔久服安心不饑輕身長年名醫所錄

名 白符

地 圖經曰生泰山之陰蘇恭云出慈州諸山泰山左側不聞有之今惟潞州有焉潞與慈相近此亦應可用古斷下方多用之今醫家亦多用也唐本注云出杭州餘杭山今不採而蕪州今乃見貢然入藥不甚佳惟延州山

中所出最良揭兩石中取之延州每以蕃寇圍城若無水乃撅地深廣三五丈以石脂寄固貯水得經時久不滲漏宜以此爲良

時 **採**無時

用 紋理細膩者佳

質 類滑石而酥輭

色 白

味 甘酸

性 緩收

【氣】氣之薄者陽中之陰

【主】固腸胃排瘡瘍

【助】燕屎爲之使

【反】畏黃芩黃連甘草飛廉惡松脂馬目毒公

【治】【療】圖經曰小兒臍中汁出不止兼赤腫以石脂末熬溫撲臍中日三良【藥性論云】澀大腸【衍義曰】初生未滿月小兒多啼叫致臍中血出以石脂末貼之即愈未愈微炒過放冷再貼仍不得剝揭

【合】合乾薑等分擣以百遍沸湯和麵爲糊溲勻丸如梧桐子大暴乾米飲下

三十丸治瀉痢久痢不止更加三十丸○研半兩如粉和白粥空肚服之治小兒水痢形羸不勝湯藥者差

石之土

黑石脂 無毒

土石生

黑石脂

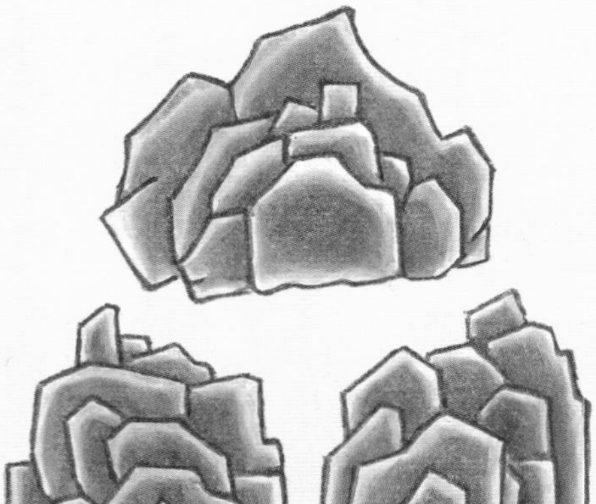

黑石脂主養腎氣强陰主陰蝕瘡止腸澼洩痢療口瘡咽痛久服益氣不饑延年名醫所錄

名 石涅　黑符　石墨

地 圖經曰出頴川陽城吳氏云生洛西山空地陶隱居云五石脂如本經療體亦相似別錄各條所以具載今醫家惟用赤白二脂餘三色脂而無正用惟黑石脂乃可畫用今用亦稀也

時 採無時

用　文理膩緻唇者爲佳

質　類滑石而酥輭

色　黑

味　鹹

性　平輭

氣　味厚於氣陰中之陽

臭　朽

主　益腎氣固腸胃

反 畏黄芩大黄

製 雷公云凡使須研如粉用新汲水投於器中攪不住手飛過三度澄者去之取飛過者用

治 療唐本注云治下痢

石之土

白青 無毒 石生

白青

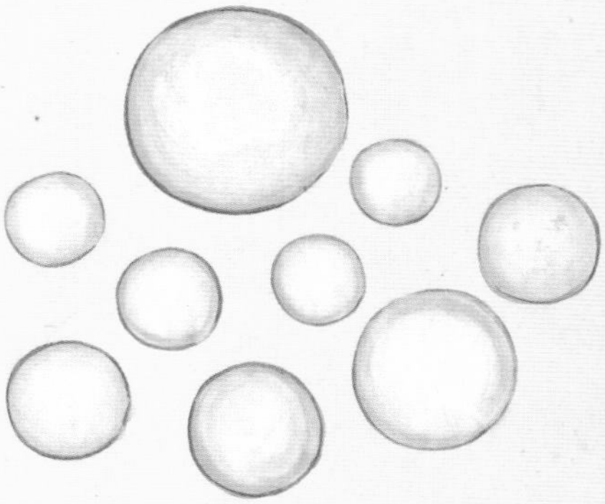

白青（出神農本經）主明目利九竅耳聾心下邪氣令人吐殺諸毒三蟲久服通神明輕身延年不老（以上朱字神農本經）可消爲銅劍辟五兵（以上黑字名醫所錄）

地〔圖經曰〕生豫章山谷〔唐本注曰〕其白青似空青圓如鐵珠色白而腹不空者是也研之色白如碧亦謂之碧青不入畫用無空青時亦用之名魚目青以形似魚目故也今出簡州梓州者好

時〔採〕無時

用白如碧者爲好

質類空青而腹不空

色白碧

味甘酸鹹

性　平緩

氣　味厚氣薄陰中之陽

臭　朽

主　通九竅殺諸蟲

製　先擣羅更以水飛極細候乾再研用

石之土

綠青 無毒　石生

信州綠青

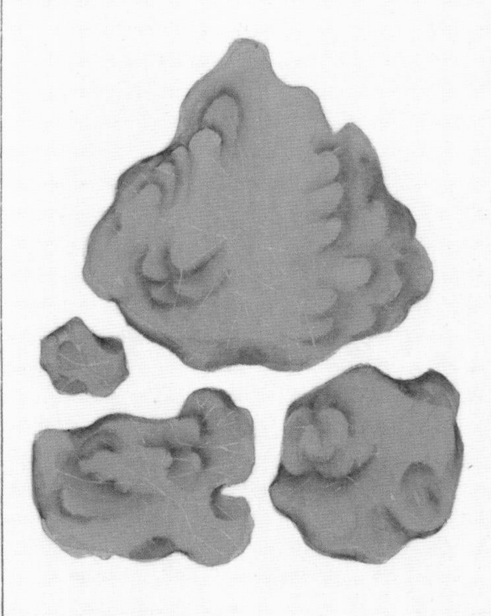

綠青主益氣療鼽音求鼻止洩痢名醫所錄

名 石綠

地 圖經曰舊不著所出州土但云生山之陰穴中空青條云生益州山谷及越巂山有銅處此物當是生其山之陰耳今出韶州信州其色青白卽畫

工用畫綠色者極有大塊其中青白花文可愛信州人用琢爲腰帶環及婦人服飾其入藥者當用顆塊如乳香不挾石者佳

時 生無時 採無時

用 顆塊不挾石者佳

色 綠

味 酸

性 寒

氣 味厚於氣陰也

【臭】朽

【主】益氣止痢

【製】【圖經曰】先擣羅更用水飛過乃再研
至細用

【治】【療】【圖經曰】吐風痰

【合】取二三錢匕同龍腦三四豆許研勻
以生薄荷汁合溫酒調服治風痰眩
悶使偃臥須臾涎
自口角流出乃愈

石之土

扁青 無毒

石生

扁青

扁音褊青出神農本經主目痛明目折跌音迭癰腫

金瘡不瘳音抽破積聚解毒氣利精神久服

輕身不老以上朱字神農本經去寒熱風痹及丈夫

莖中百病益精以上黑字名醫所錄

地

圖經曰生朱崖山谷武都朱音殊提音時

唐本注云出朱崖巴南及林邑扶南舶上來者形塊大如拳其色又青腹中時或有空者武昌出片塊者其色更佳簡州梓州者形扁作片而色淺也

謹按蘊恭云扁青即綠青唐本注云綠青即扁青二論乃爲一種也其綠青形塊如拳而色綠扁青形扁作片而色淺前人擬質命名必有所自况其性味治證各有不同難以爲一物也明矣

時

採 無時

用

片塊而色青者爲好

色 青

味 甘

性 平緩

氣 氣薄味厚陰中之陽

臭 朽

主 消瘡腫養精神

製 先擣下篩更用水飛過至細乃再研

治 療別錄云治丈夫內絕令人有子

石之水

石中黃子 無毒 石生

河中府石中黃子

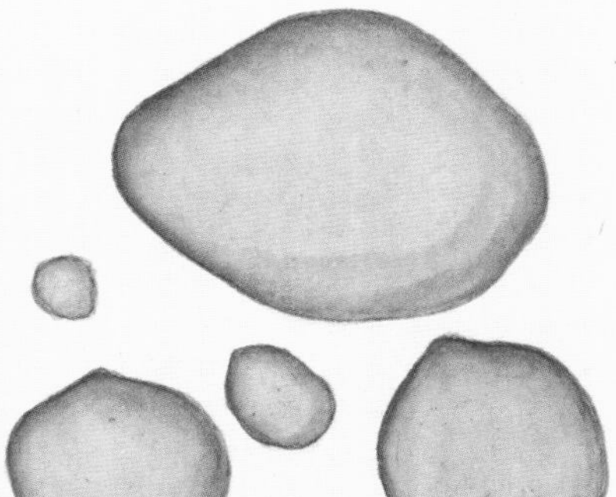

石中黃子久服輕身延年不老 名醫所錄

【地】圖經曰本經不載所生州土云出禹餘糧處有之今惟出河中府中條山

谷內舊說是餘糧殼中未成餘糧黃濁水今云其石形如麪劑紫黑色石皮內黃色者謂之中黃據此兩說小異今按抱朴子云石子中黃所在有之近水之山尤多在大石中其石常潤濕不燥打石石有數十重見之赤黃溶溶如雞子之在殼得者即當飲之不爾便堅凝如石不中服也破一石中多者有一升少者數合法當正及未堅時飲之其堅凝亦可末服也若然舊說是初破取者今所用是久而堅凝者爾陶云芝品中有石中黃子非也衍義曰石中黃子此子字誤也子當作水況當條自言未成餘糧黃濁水焉得却名之子也若言未乾者亦不得謂之子也子字乃水字無

疑矣

【時】〔生〕無時〔採〕無時

【用】石中黃濁水

【色】黃

【味】甘

【性】平緩

【氣】氣之薄者陽中之陰

【臭】朽

【製】研細用

石之土

無名異無毒　　石生

廣州無名異

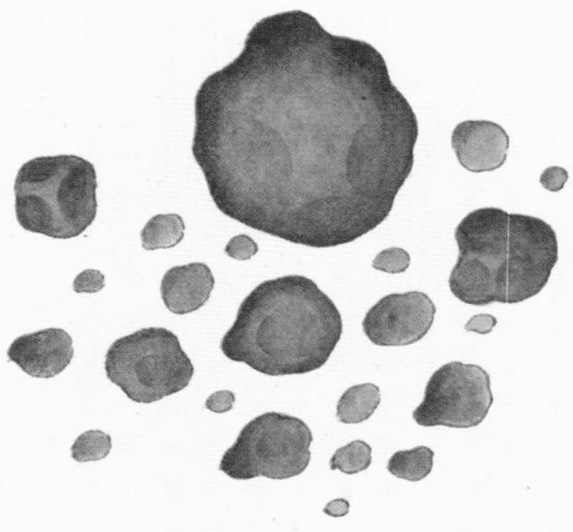

宜州無名異

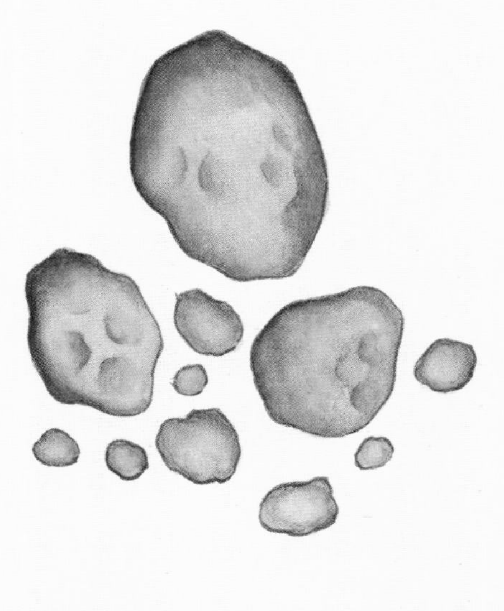

無名異主金瘡折傷內損止痛生肌肉名醫

所錄

地 圖經曰出大食國生於石上狀如黑石炭蕃人以油鍊如黳石嚼之如餳今廣州山石中及宜州南八里龍濟山中亦有之其色黑褐大者如彈丸

小者如黑石子也

【時】【生】無時　【採】無時

【用】如鷖石者佳

【質】類墨石而成碎顆

【色】黑褐

【味】甘

【性】平緩

【氣】氣之薄者陽中之陰

【臭】朽

【主】續骨長肉

【治】療：圖經曰：消腫毒癰疣

石之石

菩薩石 無毒　石生

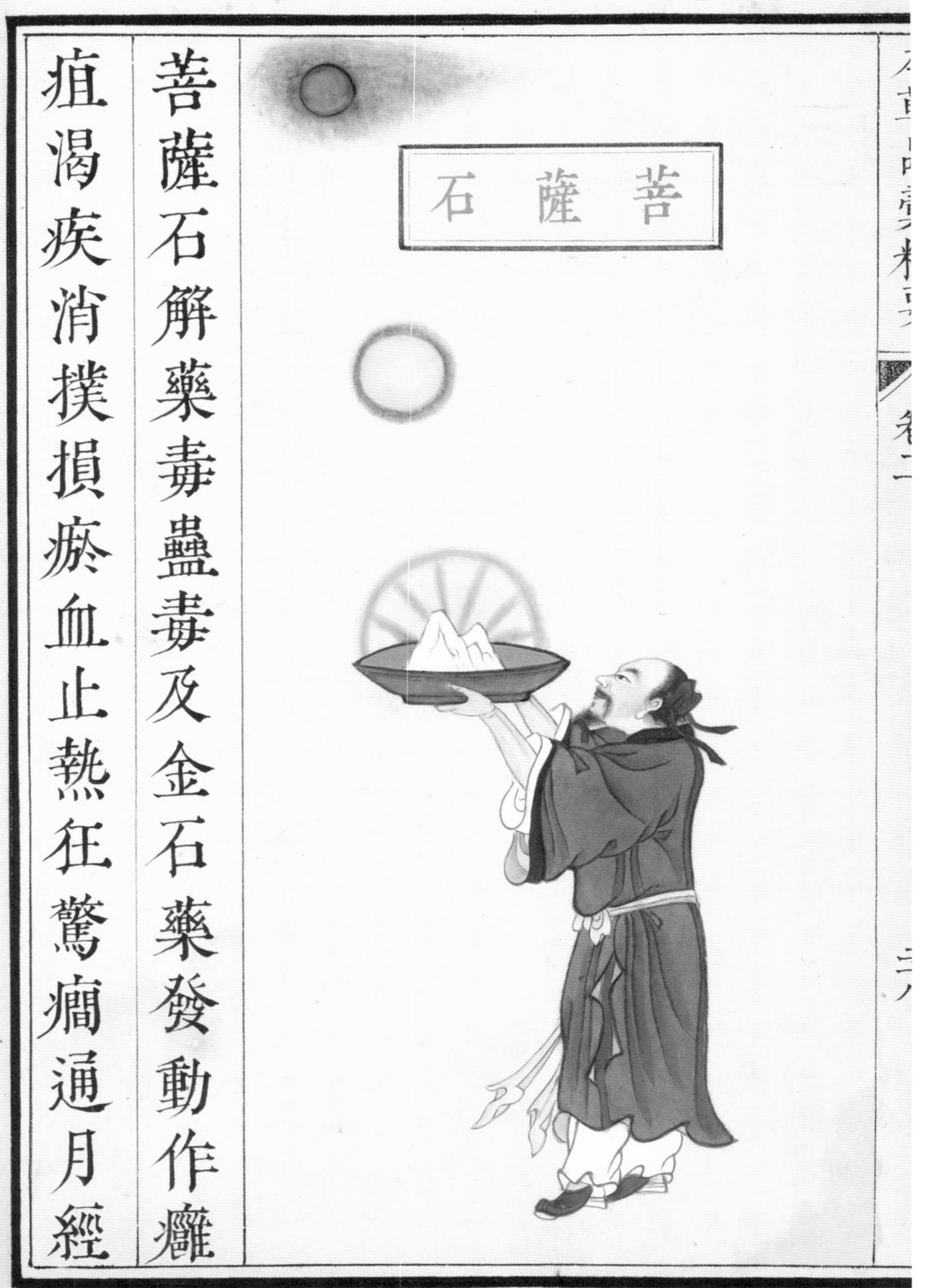

菩薩石解藥毒蠱毒及金石藥發動作癰疽渴疾消撲損瘀血止熱狂驚癇通月經

解風腫除淋並水磨服蛇蟲蜂蝎狼犬毒箭等所傷並末傅之良名醫所錄

【地】【衍義曰】出峨嵋山中如水精明澈日中照出五色如佛之圓光因以名之今醫家鮮用【別錄云】嘉州峨嵋山有菩薩石人多採得其色瑩白若泰山狼牙石上饒州水晶之類日光射之有五色如佛頂圓光也

【時】【生】無時【採】無時

【用】明澈者佳

【質】類水晶而有光

色 白

味 淡

性 平寒

氣 氣之薄者陽中之陰

臭 朽

主 解諸毒傳瘡瘍

石之土

婆娑石 無毒 石生

婆娑石

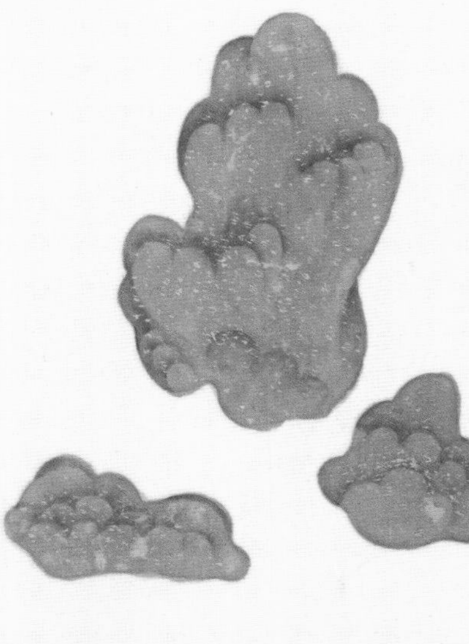

婆娑石主解一切藥毒瘴疫熱悶頭痛名醫所錄

【名】摩娑石

【地】圖經曰生南海胡人尤珍貴之無斑點有金星磨成乳汁者爲上以金裝

飾作指彄帶之每欲食及食罷輒含吮數四以防毒今人有得指面許塊則價直甚重又有豆斑石雖亦解毒功力不及復有鄂綠有文理磨鐵成銅色人多以此爲之非眞凡欲驗眞者以水磨點雞冠熱血當化成水是也

時 生無時 採無時

質 類石綠而有金星

色 綠

味 淡

【性】平

【氣】氣之薄者陽中之陰

【臭】朽

【解】一切藥毒

石之石

爐甘石無毒

土生

爐甘石

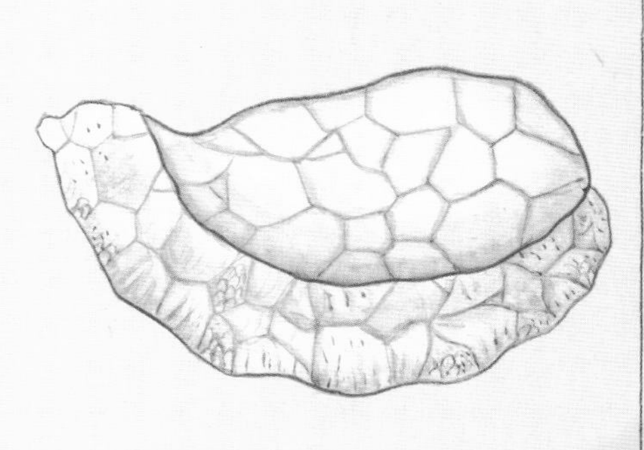

爐甘石主風熱赤眼或癢或痛漸生瞖膜及治下部生瘡津唾調敷今補

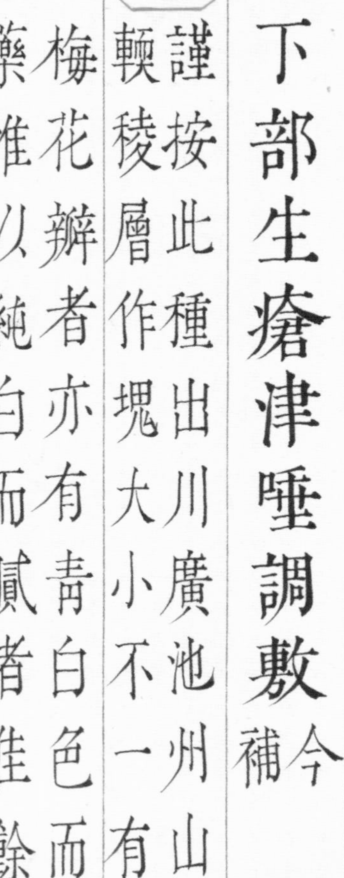

地 謹按此種出川廣池州山谷其形膩輭稜層作塊大小不一有粉紅色如梅花瓣者亦有青白色而挾石者入藥惟以純白而膩者佳餘色麤礪爲

劣今以點鍊蟹殼銅而成黃銅者即此也

【時】【生】無時　【採】無時

【用】如羊腦者佳

【色】白

【味】甘

【性】平

【氣】氣之薄者陽中之陰

【臭】朽

【主】明目退瞖

【製】凡使以炭火鍛赤童子小便淬三十次研細用黃連龍膽草各一兩當歸三錢煎水二盌飛過訖重湯蒸乾再研約一日令極細如麪用

【治】療眼目昏赤眵淚羞明及風眼赤爛隱澁疼痛暴發腫痛瞖膜遮睛

【合】製過甘石四兩合膩粉硇砂白礬黃連各半兩銅青一兩半白丁香乳香鉛白霜膽礬各一字另研令極細每用少許點治新久病眼昏澁難開瞖膜遮睛或成胬肉冷淚及暴發赤眼腫痛○製過甘石一兩合珍珠孩兒茶輕粉枯白礬各一分片腦少許治下部瘡

石之石

鵞管石 無毒 石生

鵞管石

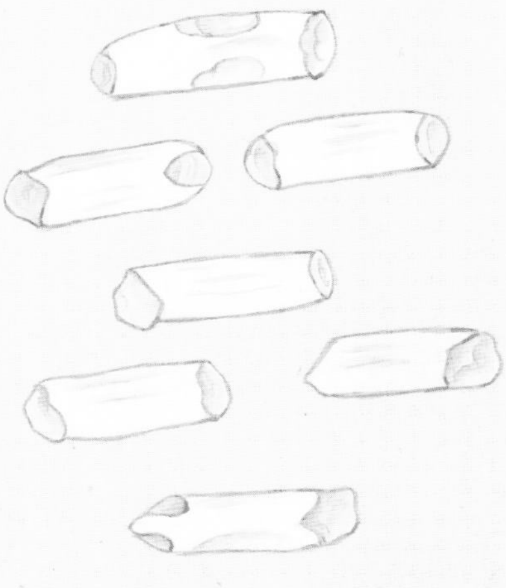

鵞管石主欬嗽痰喘及小兒諸嗽 今補

謹按此石出蜀地嶺南今濟南歷城

地

縣有之長二三寸形圓而層層甲錯

色白酥脆易折中空如管故謂之鵞管石也

時　採無時

用　中空而明淨者佳

質　類石鍾乳而極短小

色　白

味　甘

性　平

氣　氣之薄者陽中之陰

一十七種陳藏器餘
暈石無毒主石淋磨服之亦燒令赤投酒
中服生大海底如薑石紫褐色極緊似石
是鹹水結成之自然有暈也
流黃香味辛溫無毒去惡氣除冷殺蟲似
流黃而香吳時外國傳云流黃香出都昆
國在扶南南三千里南洲異物志云流黃
香出南海邊諸國今中國用者從西戎來

白師子主白虎病向東人呼爲歷節風置
白師子於病者前自愈此壓伏之義也白
虎鬼古人言如猫在糞堆中亦云是糞神
今時人掃糞莫置門下令人病此療之法
以雞子揩病人痛兕願送著糞堆頭勿反
顧

玄黃石味甘平溫無毒主驚恐身熱邪氣
鎮心久服令人眼明令人悅澤出淄川北

海山谷土石中如赤土代赭之類又有一
名零陵極細研服之如代赭土人用以當
朱呼爲赤石恐是代赭之類也人未用之
石欄杆味辛平無毒主石淋破血產後惡
血磨服亦煮汁服亦火燒投酒中服生大
海底高尺餘如樹有眼莖莖上有孔如物
點之漁人以網罾得之初從水出微紅後
漸青

玻瓈味辛寒無毒主驚悸心熱能安心明目去赤眼熨熱腫此西國之寶也是水玉或云千歲氷化爲之應玉石之類生土石中未必是氷今水精珠精者極光明置水中不見珠也熨目除熱淚或云火燧珠向日取得火

石髓味甘溫無毒主寒熱中羸瘦無顏色積聚心腹脹滿食飲不消皮膚枯槁小便

數疾癖塊腹內腸鳴下利腰脚疼冷男子絕陽女子絕產血氣不調令人肥健能食合金瘡性壅宜寒瘦人生臨海華蓋山石窟土人採取澄淘如泥作丸如彈子有白有黃彌佳矣

霹靂鍼無毒主大驚失心恍惚不識人并下淋磨服亦煮服此物伺候震處掘地三尺得之其形非一或言是人所造納與天

曹不知事實今得之亦有似斧刃者亦有如剉刃者亦有安二孔者一用人間石作也注出雷州並河東山澤間因雷震後時多似斧色青黑斑文至硬如玉作枕除魔夢辟不祥名霹靂屑也

大石鎮宅主灾異不起宅經取大石鎮宅四隅荆楚歲時記十二月暮日掘宅四角各埋一大石爲鎮宅又鴻寶萬畢術云埋

丸石於宅四隅槌桃核七枚則鬼無能殃也

金石味甘無毒主久羸瘦不能食無顏色補腰腳冷令人健壯益陽有暴熱脫髮飛鍊服之生五臺山清涼寺石中金屑作赤褐色

玉膏味甘平無毒五石主延年神仙術家取蟾蜍膏軟玉如泥以苦酒消之成水此則

爲膏之法令玉石間水飲之長生令人體潤以玉投朱草汁中化成醴朱草瑞物巳出金水卷中十洲仙記瀛洲有玉膏泉如酒飲之數杯輙醉令人長生洲上多有仙家似吳兒雖仙境之事有可憑者故以引爲證也

溫石及燒塼主之得熱氣徹腰腹久患下部冷久痢腸腹下白膿燒塼並溫石熨及

坐之並差但取堅石燒煖用之非別有溫石也

印紙無毒主令婦人斷產無子剪有印處燒灰水服之一錢匕神效

煙藥味辛溫有毒主瘰癧五痔瘻瘿瘤瘡根惡腫石黃空青桂心並四兩乾薑一兩爲末取鐵片濶五寸燒赤以藥置鐵上用甆梡以猪脂塗梡底藥飛上待冷即開如

此五度隨瘡孔大小以藥如鼠屎內孔中麪封之三度根出也無孔者鍼破內之

特蓬殺味辛苦溫小毒主飛金石用之煉丹亦須用生西國似石脂蠣粉之類能透金石鐵無礙下通出

阿婆趙榮二藥有小毒主疔腫惡瘡出根餖瘜肉肉刺齊人以白薑石犬屎緋帛棘鍼鈎等合成如墨硬土作丸又有阿婆趙

榮藥功狀相同云石灰和諸蟲及緋帛棘鍼合成之並出臨淄齊州

六月河中諸熱砂主風濕頑痹不仁筋骨攣縮脚疼冷風掣癱緩血脈斷絕取乾沙日暴令極熱伏坐其中冷則更易之取熱徹通汗然後隨病進藥及食忌風冷勞役

本草品彙精要卷之二

本草品彙精要卷之三

玉石部中品之上

已上總四十九種

內一十一種今增圖

雄黃　石硫黃　雌黃

石膏 玉火石附　方解石 自下品今移并增圖　凝水石

石鍾乳 自上品今移　殷孽 今增圖　孔公孽 今增圖

石花 唐附今增圖　石牀 唐附今增圖　長石

理石 今增圖　磁石 磁石毛附　玄石

陽起石　礪石 宋附砥石附今增圖　桃花石 唐附

鑄鏵鉏孔中黄土　甆甌中裏白灰

彈丸土　執日取天星上土

大甑中蒸土　蚡鼠壤堆上土

冢上土及甎石　桑根下土

春牛角上土　土蜂窠上細土

載鹽車牛角上土　驢溺泥土

故鞋底下土

本草品彙精要卷之三

玉石部中品之上

石之石

雄黄有毒　石生

階州雄黄

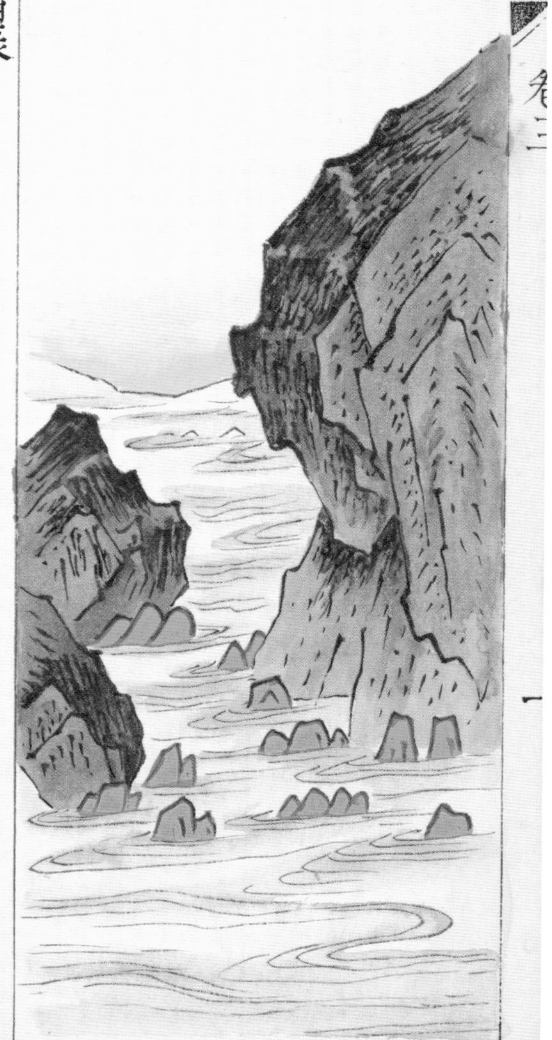

雄黃出神農本經主寒熱鼠瘻惡瘡疽痔死肌殺精物惡鬼邪氣百蟲毒勝五兵鍊食之輕身神仙以上朱字神農本經療疥蟲䘌瘡目痛鼻中息肉及絕筋破骨百節中大風積聚癖

氣中惡腹痛鬼疰殺諸蛇虺毒恍澤人面餌服之者皆飛入人腦中勝鬼神延年益壽保中不饑得銅可作金以上黑字名醫所錄

【名】黃食石　黃石

【地】圖經曰生武都山谷燉煌山之陽今階州山中亦有之形塊如丹砂明澈不夾石其色如雞冠者爲真有青黑色而堅者名熏音訓黃有形色似真而氣臭者名臭黃並不入藥其臭以醋洗之便去足以亂真用之尤宜細辨又階州接西戎界出一種水窟雄黃生於山巖中有水泉流處其石名青

煙石白鮮石雄黃出其中其塊大者如胡桃小者如粟豆上有孔竅其色深紅而微紫體極輕虛而功用勝常丹竈家尤所貴重或云雄黃金之苗也故南方近金坑冶處時或有之但不及西來者眞正爾【水經云】黃水出零陽縣西北連巫山溪出雄黃頗有神異採常以冬月祭祀鑿石深數丈方得故溪水取名焉【衍義曰】雄黃非金之苗今有金窟處無雄黃條中言金之所生處處皆有雄黃豈處處皆得也

【時】【生】無時【採】無時

【用】純而不雜爗爗如雞冠色者爲佳

質　類石黃而赤亮

色　紅黃

味　苦甘

性　平寒大温

氣　氣味俱厚陽中之陰

臭　臭

主　瘖瘂辟百邪

製　雷公云凡修事先以甘草紫背天葵地膽碧稜花四件並細剉每件各五

兩雄黃二三兩下東流水入坩堝中煑
三伏時漉出擣如粉水飛澄去黑者
曬乾再研
方入藥用

【治】療 唐本注云 辟惡療瘡 藥性論云 治
尸疰辟百邪鬼魅殺蠱毒 日華子云
治疥癬風邪癲癇風瘴蛇蟲犬獸
傷咬 陳藏器云 裹黃主惡瘡殺蠱
裹瘡疥蟻蝨

補 日華子云 久服不饑

【合治】末合酒服一匙日三治卒中鬼擊及
刀所傷血滿腹者化血爲水 ○ 合細
辛等分研細用一字治偏頭疼左
邊疼嗅入右鼻右邊疼嗅入左鼻

【解】藜蘆毒殺百毒人佩之鬼神不能近
入山林虎狼伏涉川水毒物不敢傷

【贗】今人敲取石黃中精明者爲雄黃外黑者爲熏黃武都雄黃燒不臭熏黃燒則臭以此分別

石之火

石硫黃 有毒　石生

廣州石硫黃

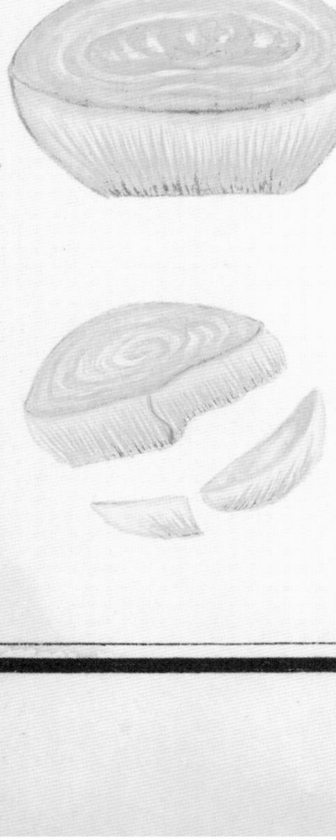

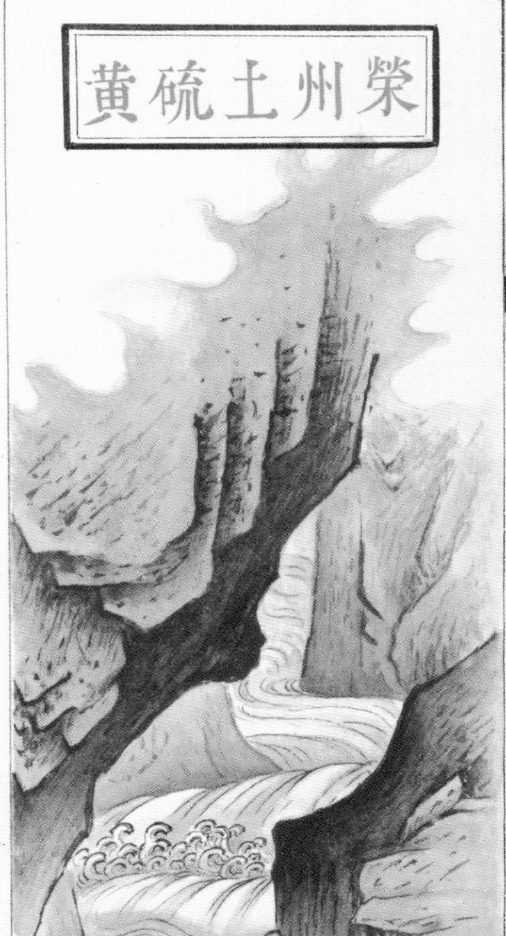

榮州土硫黃

石硫黃出神農本經主婦人陰蝕疽痔惡血堅筋骨除頭禿能化金銀銅鐵奇物以上朱字神農本經療心腹積聚邪氣冷癖在脇欬逆上氣脚冷疼弱無力及鼻衄惡瘡下部䘌瘡止

血殺疥蟲以上黑字名醫所録

名 石硫黄

地 圖經曰石硫黄礬石液也生東海牧羊山谷中及泰山河西今惟出南海諸蕃嶺外州郡或有而不甚佳以色如鵝子初出殼者爲真謂之崑崙黄其赤者名石亭脂青色者號冬結石半白半黒名神驚石並不堪入藥又有一種土硫黄出廣南及榮州溪澗水中流出其味辛性熱腥臭可煎鍊成汁以模鎢作器蜀中雅州亦出光膩甚好功力不及舶上來者按古方書未有服餌硫黄者其經所說功用止於治瘡蝕及積聚冷氣脚弱而已

世遂火鍊治爲常服丸散觀其製鍊服食之法殊無本源非若乳石之有議論節度故服之其効雖緊而其患更速可不戒之

時　**生**無時　**採**八月九月取

用　瑩淨無夾石者爲佳

色　淡黄

味　酸

性　温大熱

氣　氣厚味薄陽也

【臭】臭

【主】心腹積聚冷癖邪氣

【助】石亭脂曾青爲之使

【反】朴消石亭脂畏細辛飛廉鐵

【製】（雷公云）凡用硫黄四兩先以龍尾蒿自然汁一鎰東流水三鎰紫背天葵汁一鎰粟遂子莖汁四件合之攪令勻入坩堝用六一泥固濟底下將硫黄碎之入於堝中以前件藥汁旋旋添入火煮之汁盡爲度了再以百部末十兩柳蚛末二斤一簇草二斤細剉之以東流水并藥等同煮硫黄二

伏時日滿去諸藥取用熟甘草
湯洗了入鉢中研二萬匝方用

治 療藥性論云鍊服能下氣主脚弱腰
腎久冷除風頑痺虛損泄精生用
療寒熱欬逆及疥癬圖經曰土硫
黃殺疥瘡蟲毒日華子云石亭脂
壯陽道除痃癖冷氣强筋骨勞損
風勞止嗽上氣及下部痔瘻惡瘡
疥癬殺腹
臓蟲邪魅

解 中硫黃毒以猪肉鴨羮餘甘子並解
之

石之石

雌黃 有毒　石生

階州雌黃

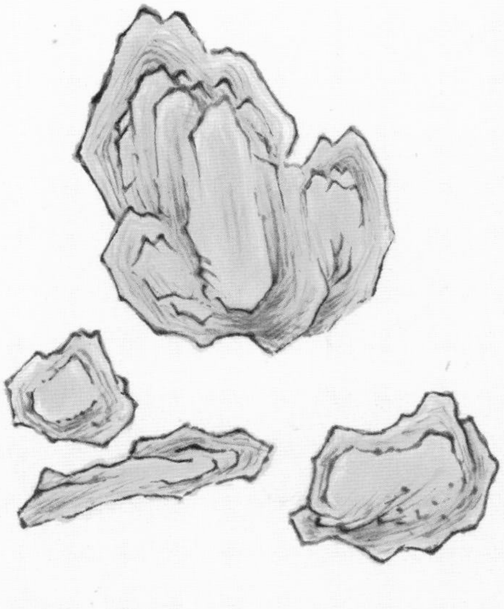

雌黃出神農本經主惡瘡頭禿痂疥殺毒蟲蝨身癢邪氣諸毒鍊之久服輕身增年不老以上朱字神農本經蝕鼻中息肉下部䘌瘡身面白駮散皮膚死肌及恍惚邪氣殺蜂蛇毒久

服令人腦滿 以上黑字名醫所録

地 圖經曰生武都山谷與雄黃同山其陰山有金金精熏則生雌黃今出階州以其色如金又似雲母甲錯可析者爲佳其夾石及黑如鐵色者不可用或云一塊重四兩者析之可得千重此尤奇好也

時 採無時

用 輭如爛金可析者爲佳

質 類雲母石

色 黃

味 辛甘

性 平大寒

氣 氣之薄者陽中之陰

臭 臭

主 辟邪去惡療瘡殺毒

製 雷公云凡修事勿令婦人雞犬臭穢等物觸之若犯之者其色黑如鐵不堪用及損人壽每四兩用天碧枝和陽草粟遂子草各五兩三件乾濕加一倍用甆堝子中煑三伏時其色如金汁一垜在堝底下用東流水猛投

於中如此淘三度去水取出拭乾於臼中擣篩過研如塵用之不入湯藥

〔合〕研如粉合醋并雞子黄打令匀塗於瘡上乾即更塗治烏癩瘡殺蟲

石之石

石膏　無毒　附玉火石　石生

汾州石膏

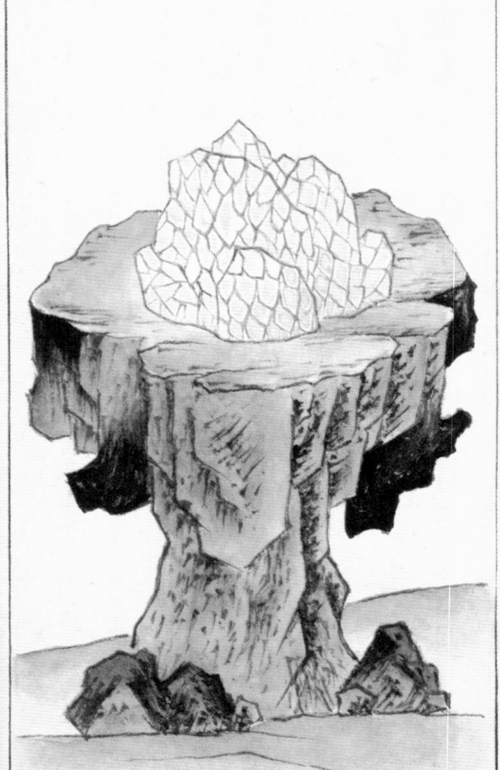

石膏 出神農本經 主中風寒熱心下逆氣驚喘口乾舌焦不能息腹中堅痛除邪鬼產乳金瘡 以上朱字神農本經 除時氣頭痛身熱三膲大熱皮膚熱腸胃中結氣解肌發汗止消渴煩逆腹脹暴氣喘息咽熱亦可作浴湯 以上黑字名醫所錄

【名】細石

【地】圖經曰生齊山山谷及齊盧山魯蒙山今汾孟號耀州興元府亦有之生

於山石上色至瑩白其黃者不堪此石與方解石絕相類今難得眞者惟取未破者以別之其方解不附石而生端然獨處外皮有土及水苔色破之皆作方稜石膏自然明瑩如玉此爲異也陶隱居云今出錢塘皆在地中雨後時時自出取之皆如碁子此又不附石生也據本草又似長石議者又謂青石間往往有白脉貫徹類肉之有膏肪者爲石膏此亦本草所謂理石也今宻州九仙山東南隅地中出一種石青白而脆擊之內有火謂之玉火石彼土醫常用之云味甘微辛温療傷寒發汗止頭目昏眩痛功與石膏等彼土人或以當石膏諸家之說不一其眞僞將何據耶按丹

溪云藥之命名固有不可曉者中間亦多有意義蓋石膏火煆細研醋調封丹爐其固密甚於石脂苟非有膏焉能爲用此兼質與能而得名正與石脂同意閻孝忠妄以方解石爲石膏況石膏甘辛本陽明經藥陽明主肌肉其甘也能緩脾益氣止渴去火其辛也能解肌出汗上行至頭又入手太陰手少陽彼方解石止有體重質堅性寒而已其所謂石膏而可謂三經之主者焉在哉醫欲責効不亦難乎大抵石膏當如經中所言有細理白澤爲眞無細理而不白澤爲僞仍如經中所言州土方可入藥如此庶不惑於多岐之論而灼然有定矣

時　採無時

用　細理白色者良

質　類長石而肌細

色　白

味　甘辛

性　微寒　一云大寒

氣　氣薄味厚陰中之陽

臭　朽

【主】清胃去熱解肌發汗

【行】足陽明經手太陰經少陽經

【助】雞子爲之使

【反】畏鐵惡莽草巴豆馬目毒公

【製】雷公云凡使先於石臼中擣成粉以瓷絹羅過生甘草水飛過澄令乾重研用之

【治】療藥性論云治傷寒頭痛壯熱皮如火燥煩渴解肌出毒汗通胃中結煩悶心下急煩躁唇口乾焦日華子云治天行熱狂下乳頭風旋揩

齒益齒【別録】云熱油湯火燒
瘡痛不可忍擣末傅之愈
【合】合葱煎茶服治頭痛○合知母甘草
粳米治傷寒熱病或大汗後脉洪大
口舌乾燥頭痛大渴不
已○合香白芷治牙痛
【禁】黄色者令人淋不可服
【贗】方解石爲僞

石之石

方解石 無毒　土生

方解石

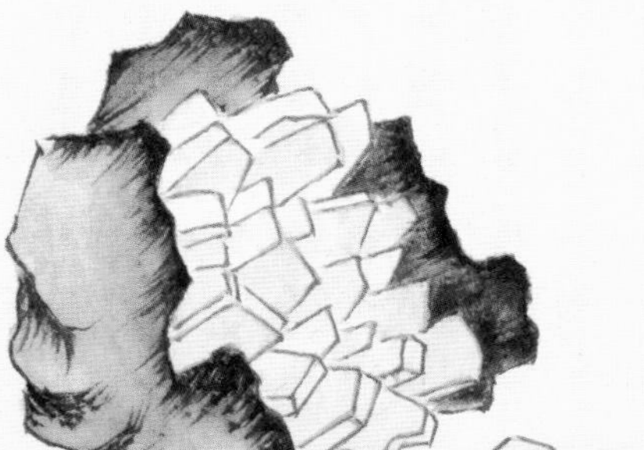

方解石主胸中留熱結氣黄疸通血脉去

蠱毒名醫所錄

名 黄石

地 圖經曰出方山不附石而生端然獨處外皮有土及水苔色破之皆作方

稜【唐本注】云此種大與石膏相似惟不附石而端然獨處形塊大小不同或在土或生溪水得之敲破皆方解故以爲名今沙州大鳥山出者佳

【時】【採】無時

【用】方而有稜者佳

【質】類晋礬

【色】白

【味】苦辛

【性】大寒洩

【氣】氣薄味厚陰中之陽

【臭】朽

【主】除熱

【反】惡巴豆

【製】擣爲末水飛過用

石之石

凝水石 無毒　　土生

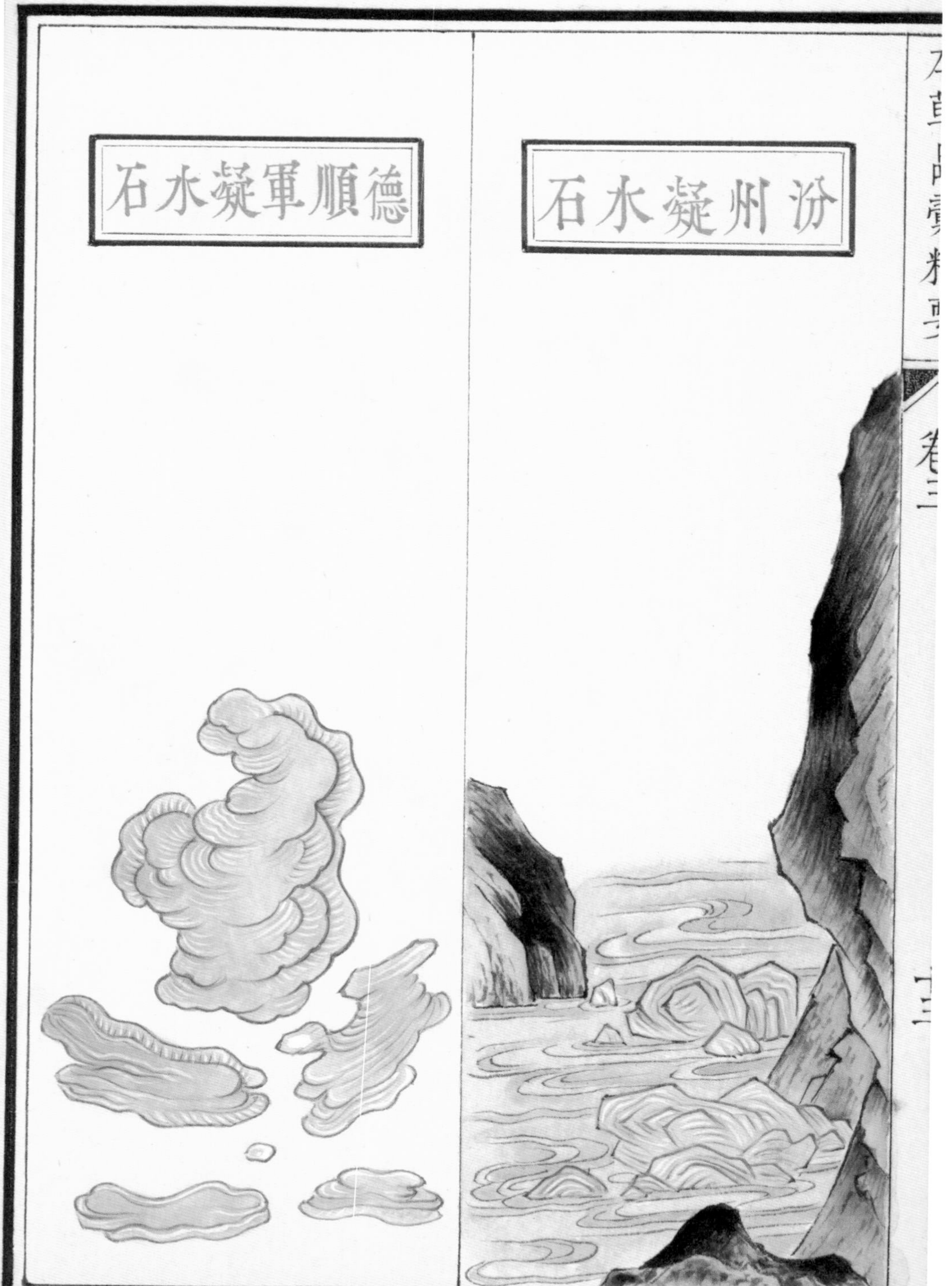
汾州凝水石
德順軍凝水石

凝水石 出神農本經 主身熱腹中積聚邪氣皮
中如火燒煩滿水飲之久服不饑 以上朱字神農
本經 除時氣熱盛五臟伏熱胃中熱煩滿止
渴水腫小腹痹 以上黑字名醫所錄

【名】白水石 寒水石 淩水石

【地】【圖經曰】凝水石鹽之精也生常山山
谷及出中水縣邯鄲今河東汾隰州
德順軍亦有之此有兩種有縱理者
有橫理者色清明如雲母可析投置
水中與水同色其水凝動者爲佳或
曰縱理者爲寒水石橫理者爲凝水

石又有一種冷油石全與此相類但投沸油鐺中油即冷者是也此石有毒切勿誤用【衍義曰】凝水石又謂之寒水石紋理通徹人磨刻爲枕以備暑月之用入藥須燒過或市人燒入膩粉中以亂真不可不察也圖經云入水凝動者佳如此則舉世不能得也

【時】【採】三月取又云無時

【用】清明如雲母可析者良

【質】類滑石而有文理

【色】青黃

味 辛甘

性 寒一云大寒

氣 氣薄味厚陰中之陽

臭 朽

主 伏熱積聚

反 畏地榆

製 雷公云每修事十兩以生薑自然汁一鎰煑汁盡爲度細研成粉用或以火燒半日淨地坑內盆合四面濕土擁起候經宿取出用

【治】療：藥性論云：能壓丹石毒風，去心煩渴悶，解傷寒勞復。

【合】合白土爲末，用米醋調傅小兒丹毒皮膚熱赤。

【解】巴豆毒。

【贋】冷油石爲僞，若誤服之，令人腰以下不能舉。

石之土

石鍾乳 無毒

巖穴生

道州石鍾乳

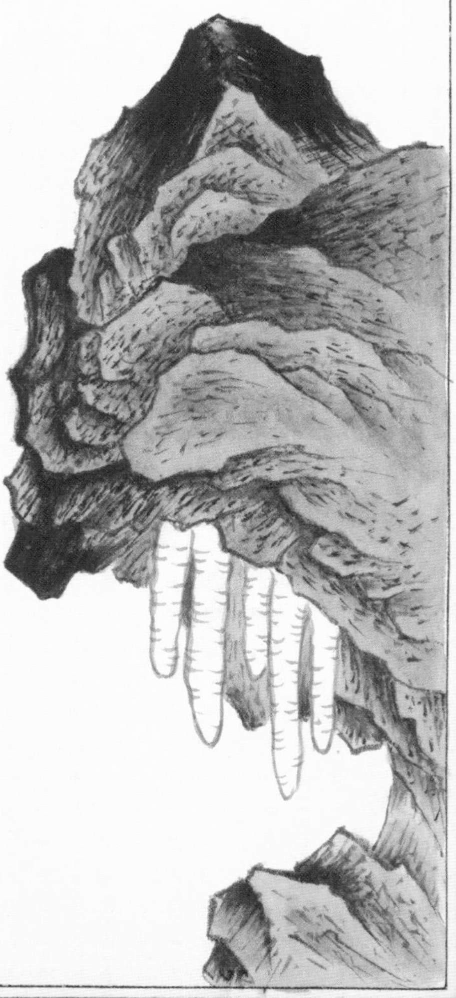

石鍾乳出神農本經主欬逆上氣明目益精安五臟通百節利九竅下乳汁以上朱字神農本經益氣補虛損療脚弱疼冷下膲傷竭强陰久服延年益壽好顏色不老令人有子不鍊

服之令人淋以上黑字名醫所錄

【名】公乳　蘆石　夏石　虛中

【地】【圖經曰】生少室山谷及泰山道州江華縣連英韶階峽州山中皆有之生巖穴陰處溜山液而成長者五六寸中空相通如鵝翎管狀色白微紅碎之如爪甲中無鴈齒光明者善舊說乳有三種有石鍾乳者其山純石以石津相滋狀如蟬翼者爲石乳性溫有竹乳者其山多生篁竹竹津相滋乳如竹狀謂之竹乳性平有茅山乳者其山偏生茅草以茅津相滋乳色稍黑而滑潤謂之茅山乳性微寒唐李補闕鍊鍾乳法云取韶州鍾乳無

問厚薄但令顏色明淨光澤者宜入修鍊惟黄赤者不堪用也

【時】【採】無時

【收】以甆器貯之

【用】明淨白薄者爲上

【質】類鵝管石而大小不等

【色】白微紅

【味】甘

【性】温緩

【氣】氣厚味薄陽中之陰

【臭】朽

【主】固精壯元氣

【助】蛇床爲之使

【反】惡牡丹玄石牡蒙畏紫石英蘘草

【製】雷公云凡修事鍾乳八兩用沉香零陵藿香甘松白茅等各一兩以水先煑過一度方用甘草等二味各二兩再煑了漉出拭乾緩火焙之然後入臼杵如粉篩過却入鉢中令有力少壯者三兩人不住研三日夜勿歇然

後用水飛過以絹籠之於日中曬令乾又入鉢中研二萬遍用之

【治】療：藥性論云止寒嗽及通聲 別錄云治心煩肝氣不平

補：藥性論云止洩精壯元氣益陽事 日華子云補五勞七傷添精益髓

【禁】煮不如法服之多發淋渴

【忌】羊血

【贗】石腦黄石砂爲僞

石之土

殷孽 無毒

巖穴生

殷孽

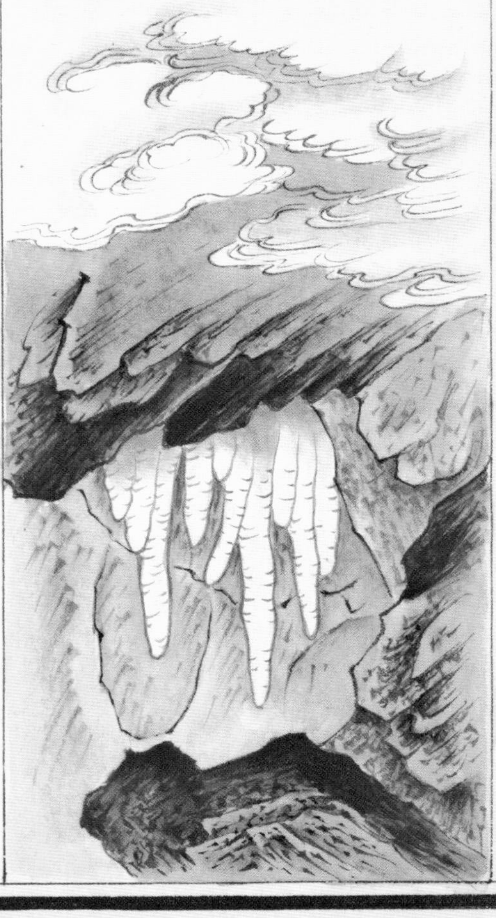

殷孽 出神農本經 主爛傷瘀血洩痢寒熱鼠瘻癥瘕結氣 以上朱字神農本經 脚冷疼弱 以上黑字名醫所録

名 薑石

地 圖經曰 殷孽即鍾乳根也生趙國山谷又梁山及南海 唐本注云 盤結如

薑故名薑石【蜀本云】孽之類有五種惟以次小巃嵸者爲殷孽蓋原出於一體而主療有異此但可以浸酒不堪入藥也

謹按孔公孽殷孽乃種乳之旁出者也從石室中汁溜垂下漸溜稍長旁岐而中通者爲孔公孽再溜分岐中實如薑石者曰殷孽正溜中空而輕者爲石鍾乳滴下積久盤結者爲石牀牀上有槎牙如鹿角者曰石花三種同體其上下懸殊而功用亦異也

【時】【採】無時

【用】石盤結巃嵸者佳

質　類薑岐而長

色　白微紅

味　辛

性　温散

氣　氣之厚者陽也

臭　朽

主　壯筋骨消癥瘕

反　畏术惡防已

【製】擣末水飛過用

【治】療日華子云治筋骨弱并痔瘻及下乳汁

石之土

孔公孽　無毒

巖穴生

孔公孽

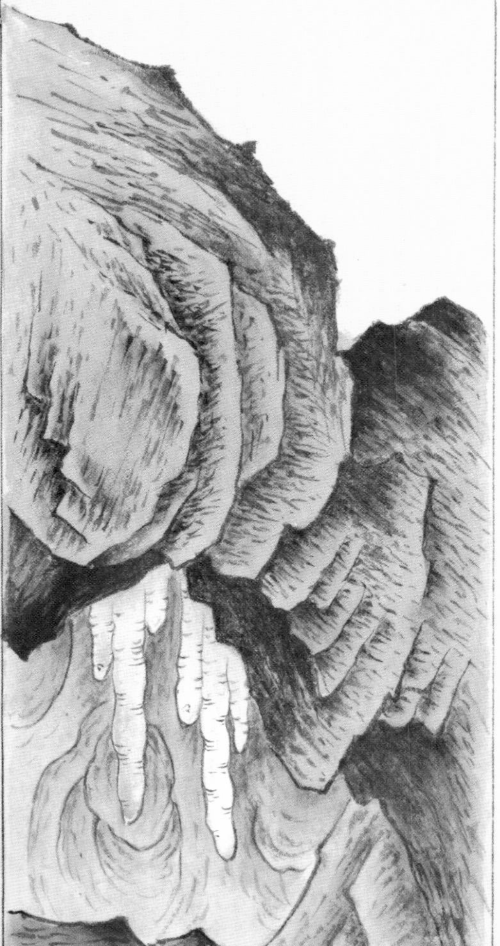

孔公孽出神農本經主傷食不化邪結氣惡瘡疽瘻痔利九竅下乳汁以上朱字神農本經男子陰瘡女子陰蝕及傷食病常欲眠睡以上黑字名醫所錄

名 通石

地 陶隱居云孔公孽即殷孽根也生梁山山谷亦出始興從石室上汁溜積久盤結者爲鍾乳牀即此孽也唐本注云此孽次於鍾乳如牛羊角者中有孔通故名通石也

時 採 無時

色 白微紅

味 辛

性 温散

氣 氣之厚者陽也

臭 朽

主 療陰瘡消宿食

助 木蘭爲之使

反 惡細辛

製 研細水飛過用

治 療藥性論云治腰冷膝痹毒風男女陰蝕瘡人常欲多睡能使喉聲圓亮日華子云療癥結

補別録云輕身充肌

合 合酒漬飲之治腳弱

忌 羊血

石之土

石花 無毒

巖穴生

石花

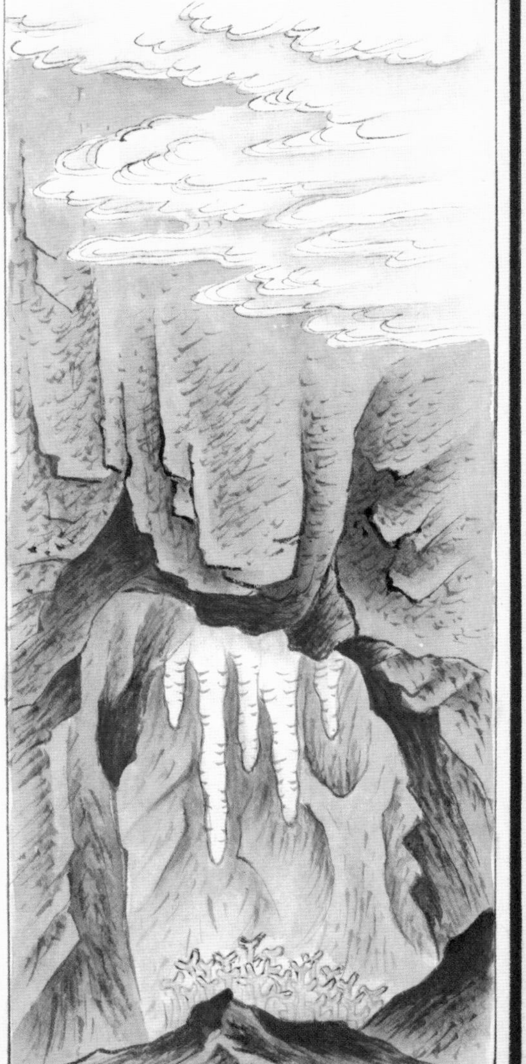

石花主腰脚風冷與殷孽同名醫所録

名 乳花 石笋

地 圖經曰石花與殷孽同産即鍾乳之類從石室上汁溜積久盤結於地者爲石狀花即狀上槎牙而生者是也 衍義曰色白圓如覆大馬杓上有百

十枝每枝各槎牙分岐如鹿角上有細文起以指撩之錚錚然有聲此石花也

【時】【採】三月九月取

【用】白如霜雪者佳

【色】白

【味】甘

【性】温緩

【氣】氣之厚者陽也

【臭】朽

【主】暖腰膝

【製】研細水飛過以酒漬服

【治】〔補〕日華子云壯筋骨助陽

石之土

石牀 無毒 巖穴生

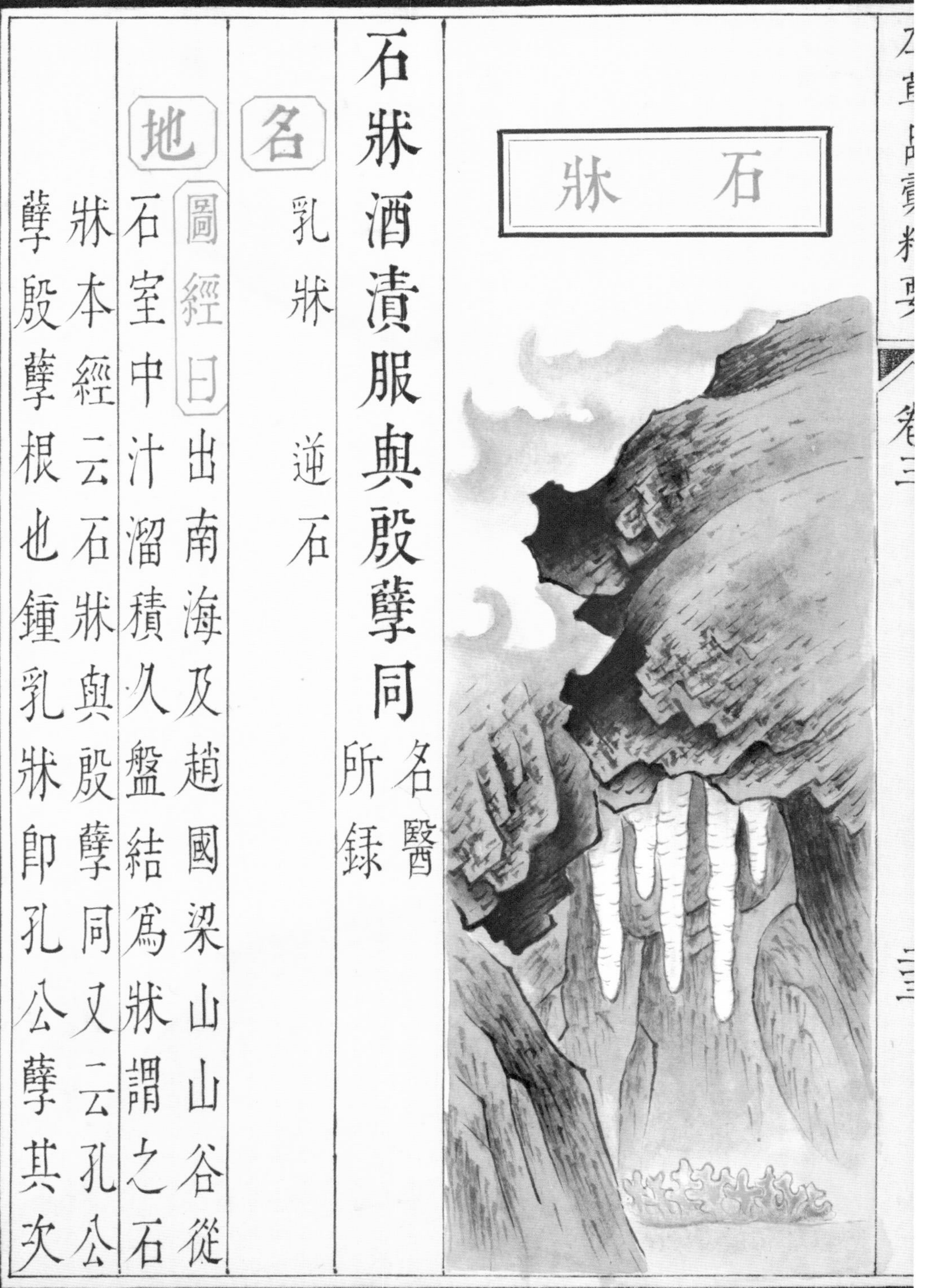

石牀酒漬服與殷孼同 名醫所錄

【名】乳牀 逆石

【地】【圖經曰】出南海及趙國梁山山谷從石室中汁溜積久盤結爲牀謂之石牀本經云石牀與殷孼同又云孔公孼殷孼根也鍾乳牀即孔公孼其次

小而巃嵸者
爲殷孽也
謹按已上四種本乎一體互説紛紜而無定見竊觀乳之下溜有似於乳故曰鍾乳二孽亦乳之别溜猶孟子所謂孽子而亦乳之傍出者也石牀乃鍾乳水滴盤結於地如牀故謂之牀牀上生枝榦槎牙如花者謂之石花噫前人命名之義有自來矣

【時】【採】無時

【用】盤結如牀者佳

【色】白

味 甘

性 温緩

氣 氣之厚者陽也

臭 朽

製 研細水飛過用

石之石

長石 無毒　石生

潞州長石

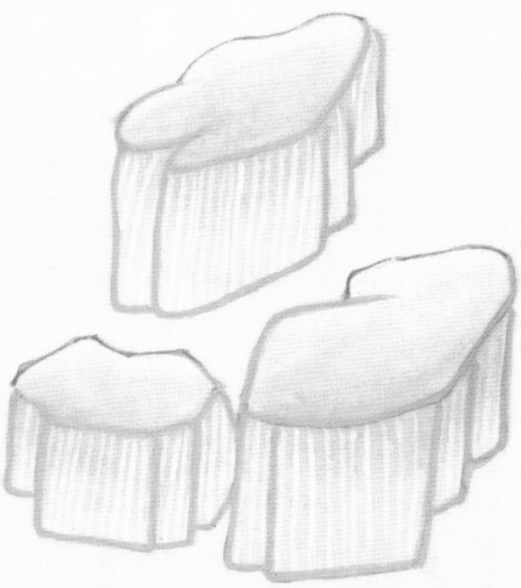

長石出神農本經主身熱四肢寒厥利小便通血豚明目去瞖眇下三蟲殺蠱毒久服不饑以上朱字神農本經胃中結氣止消渴下氣除脅肋肺間邪氣以上黑字名醫所録

【名】方石　土石　直石

【地】【圖經曰】生長子山谷及泰山臨淄今潞州有之文理如馬齒方而潤澤玉色此石頗似石膏但厚大縱理而長爲别耳【陶隱居云】理石亦呼爲長理石蘇恭云理石皮黄赤肉白作針理不似石膏市人刮去皮以代寒水石并當礜石今靈寶丹用長理石爲一物醫家相承用者乃似石膏與今潞州所出長石無異而諸郡無復出理石醫方亦不見單用往往呼長石爲長理石也

謹按本經理石長石二物已立二條其味與功効亦别豈得爲一物

哉今均州遼坂山有之土人以爲理石者是此長石也

【時】【採】無時

【質】類石膏文如馬齒

【色】白

【味】辛苦

【性】寒散

【氣】氣薄味厚陰中之陽

【臭】朽

【主】利小便殺蠱毒

【製】研細水飛過用

石之石

理石 無毒 石生

理石

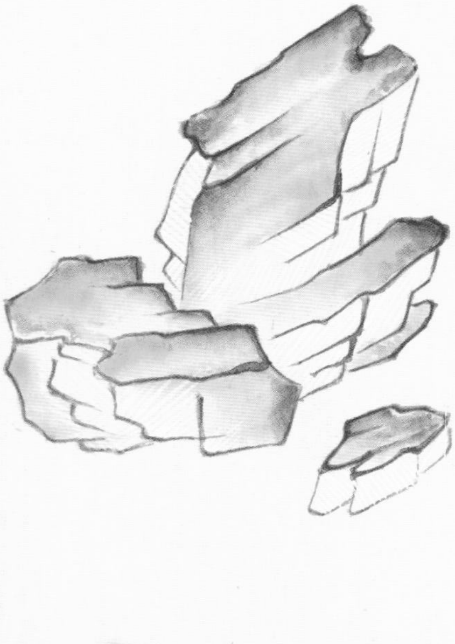

理石出神農本經主身熱利胃解煩益精明目破積聚去三蟲以上朱字神農本經除榮衛中去來大熱結熱解煩毒止消渴及中風痿痹以上黑字名醫所録

名 立制石　肌石

地 圖經曰出漢中山谷及盧山今出寧州理石如石膏順理而細唐本注云此石夾兩石間如石脉採用之或在土中重疊而生肉白皮黃赤作斜理文全不似石膏市人或刮削去皮以代寒水石并當礜石今盧山亦無此

物見出襄州西
汎水側者是也

【時】【採】無時

【用】白淨斜理文者爲眞

【色】肉白皮黄赤

【味】辛甘

【性】大寒

【氣】氣之薄者陽中之陰

【臭】朽

【主】破癖塊

【助】滑石爲使

【反】惡麻黄

【製】研細水飛過用

【治】【補】【唐本注云】令人肥悅

石之石

磁石 無毒附 磁石毛 石生

慈州磁石

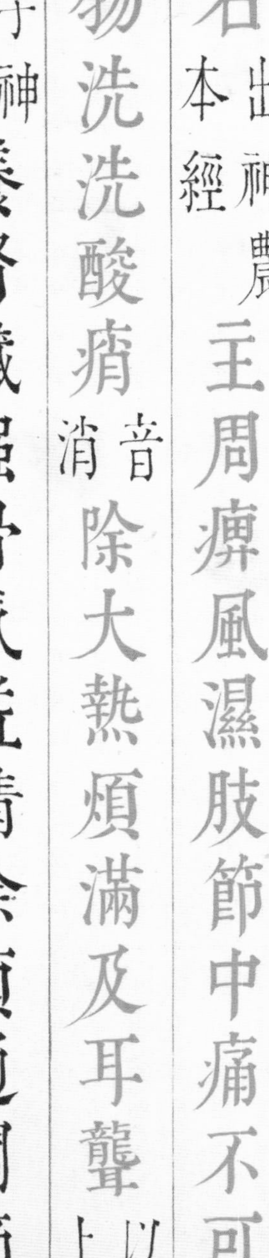

磁石出神農本經主周痺風濕肢節中痛不可持物洗洗酸痟音消除大熱煩滿及耳聾以上朱字神農本經養腎臟强骨氣益精除煩通關節消癰腫鼠瘻頸核喉痛小兒驚癎鍊水飲

之亦令人有子 以上黑字名醫所録

名 玄石　處石　磁君

地 圖經曰生泰山山谷及慈山山陰有鐵處則生其陽今慈州徐州及南海傍山中皆有之慈州者最佳能吸鐵虛連十數針或一二斤刀器回轉不落者尤真其石中有孔孔中黄赤色其上有細毛謂之磁石毛性温功用尤勝按南州異物志云漲海崎頭水淺而多磁石徼外大舟以鐵鍱錮之者至此多不能過以此言之南海所出尤多也又本經一名玄石其玄石亦自有條以其形質頗同疑重其名爾 雷公云 人欲驗者一斤磁石四面

只吸鐵一斤者名延年沙四面吸鐵八兩者曰續末石四面只吸鐵五兩以來者號磁石蓋磁石爲鐵之母取鐵猶母之召子焉

【時】〔採〕無時

【用】能吸鐵有力者佳

【質】類生鐵

【色】赤黑

【味】辛鹹

【性】寒

【氣】氣薄味厚陰中之陽

【臭】朽

【主】滋養腎臟補益精氣

【助】柴胡爲之使

【反】畏黃石脂惡牡丹莽草

【製】雷公云凡修事一斤用五花皮五花者即五加皮之五葉花也一鎰地榆一鎰故綿十五兩三件並細剉以搥於石上碎作二三十塊于將磁石於甕孔子中下草藥以東流水煑三日夜然後漉出拭乾以布裹之向大石上再搥令細却

入乳鉢中研細如塵以水沉飛過了又研如粉用之

【治】【療】藥性論云治肝腎虛風虛身強腰中不利日華子云除煩躁消腫毒小兒誤吞鍼鐵陳藏器云止小便白數去瘡瘻

【補】日華子云主眼昏筋骨弱五勞七傷陳藏器云補絕傷益陽道長肌膚令人有子

【合】合醲酢封疔腫○合滑石末米飲調治金瘡腸出者服之差

【解】殺鐵毒

【贗】玄石為偽

石之石

玄石 無毒 土石生

玄石

玄石主大人小兒驚癇女子絕孕小腹冷痛少精身重服之令人有子名醫所錄

名 玄水石 處石

地 圖經曰生泰山之陽山陰有銅銅者雌鐵者雄主療與磁石頗亦相近而寒溫銅鐵畏惡乃別蘇恭以爲鐵液也是磁石中無孔光澤純黑者其功劣於磁石又不能懸鍼者即玄石也今北蕃以磁作禮物其塊多光澤又吸鐵無力疑是此石醫方罕用耳

時 採無時

用 光澤純黑者好

質 類磁石無孔而不能懸鍼

【色】黑

【味】鹹

【性】温

【氣】氣厚於味陽中之陰

【臭】朽

【主】小兒驚癇女人絶孕

【反】惡松脂栢實菌桂

石之石

陽起石 無毒　土石生

齊州陽起石

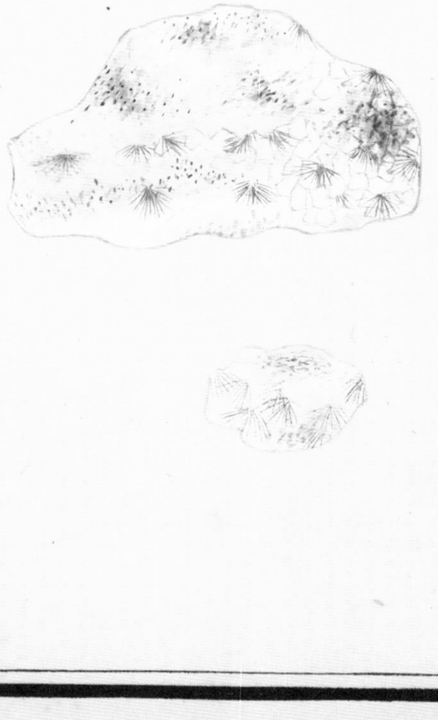

陽起石

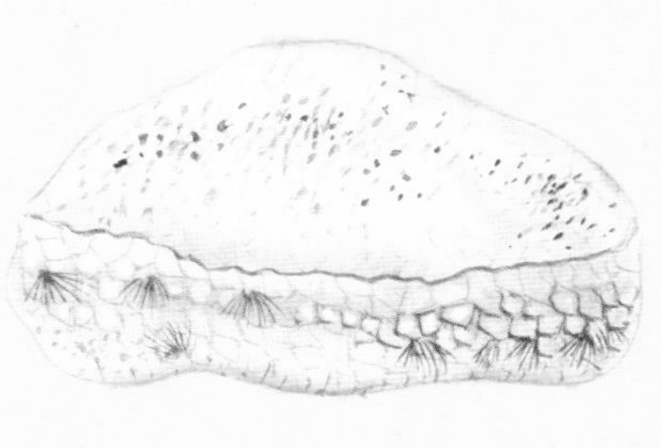

陽起石 出神農本經 主崩中漏下破子臟中血癥瘕結氣寒熱腹痛無子陰痿不起補不足 以上朱字神農本經 療男子莖頭寒陰下濕癢去臭汗消水腫久服不饑令人有子 以上黑字名醫

所録

名 白石　石生　羊起石

地 圖經曰生齊山山谷及琅邪或雲山陽起山今惟出齊州他處不復有或云邢州鵲山亦有之然不甚好今齊州城西惟一土山石出其中彼人謂之陽起山其山常有温暖氣雖盛冬大雪徧境獨此山無積白蓋石氣熏蒸使然也山惟一穴官中常禁閉至初冬則州發丁夫遣人監視取之歲月積久其穴益深鑱鑿他石得之甚艱以色白肌理瑩明若狼牙者爲上亦有夾他石作塊者不堪每歲採擇上供之餘州中貨之不爾市賈無由

得也貨者雖多而精好者亦難得舊說是雲母根其中猶夾帶雲母今不復見此色古服食方不見用者今補下藥多用之陶隱居云所出卽與雲母同而甚似雲母但厚實耳唐本注云此石以白色肌理似殷孽仍夾帶雲母滋潤者爲良故本經一名白石今有用純黑如炭者誤矣雲母條中既云黑者名雲膽又名地涿服之損人黑陽起石必爲惡矣經言生齊山齊山在齊州歷城西北五六里採訪無陽起石陽起石乃齊山西北六七里盧山出之本經云或雲山雲盧字訛矣今泰山沂州惟有黑者其白者獨出齊州也別錄云惟泰山所出黃者絕佳邢州鵲山出白者亦好

時 採無時

用 肌理瑩明者爲佳

質 類雲母而厚實

色 白

味 鹹

性 微温

氣 氣厚於味陽中之陰

臭 朽

【主】扶陽益陰

【助】桑螵蛸爲之使

【反】惡澤瀉菌桂雷丸蛇蜕皮石葵畏菟絲子

【製】火煆水飛研用不入湯藥

【治】療藥性論云除濕痺冷癥寒瘕止月水不定日華子云止帶下温疫冷氣

補藥性論云益腎氣精之腰疼膝冷煖女人子宮日華子云補五勞七傷衍義曰主男子婦人下部虛冷

【忌】羊血

石之石

礪石 無毒 附砥石 土生

礪石

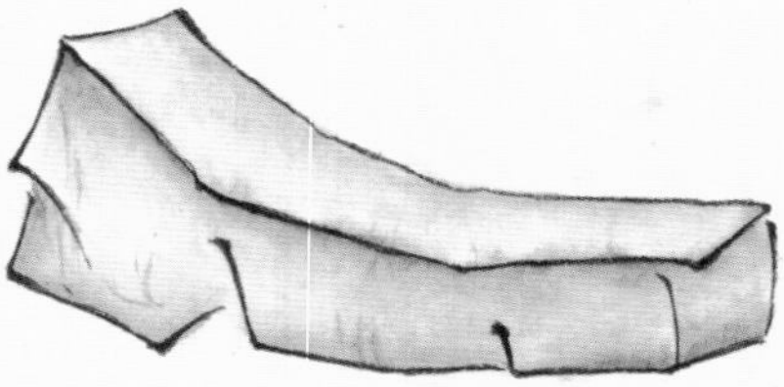

礪石主破宿血下石淋除癥結伏鬼物惡氣燒赤熱投熱酒中飲之 名醫所錄

【名】磨石

【地】〔圖經曰〕即今磨刀石本經不載所出今處處有之又不欲人蹋之令人患帶下未知所由又有越砥石極細磨汁滴目除瘴闇燒赤投酒中破血瘕痛功狀極同名又相近應是礪矣禹貢注云砥細於礪皆磨石也

【時】〔採〕無時

【臭】朽

【製】研細水飛過用

【治】〔療〕〔圖經曰〕磨刀石涅傅蠼螋溺瘡

石之石

桃花石無毒 石生

信陽軍桃花石

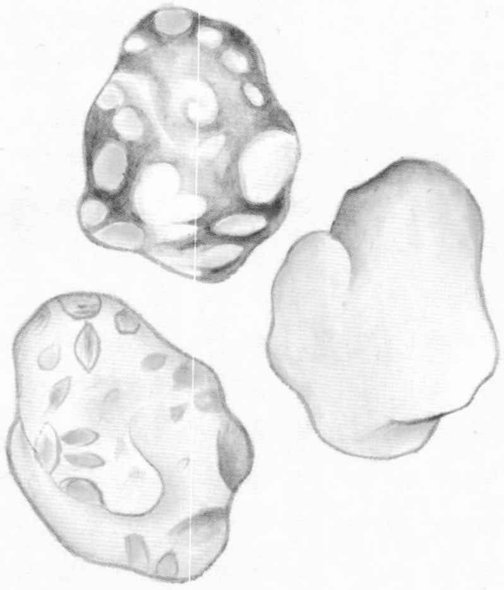

桃花石主大腸中冷膿血痢久服令人肌熱能食名醫所録

【地】〔圖經曰〕本經不載所出州土注云出中州鍾山縣今信州亦有之形塊似赤石脂紫石英輩其色似桃花光潤而體重以舐之不著舌者爲佳陶隱居解赤石脂云用義陽者狀如豘腦色鮮紅可愛蘇恭以爲非是此卽桃花石也〔衍義曰〕桃花石有赤白兩種有赤地淡白點如桃花片者有淡白地淡赤點如桃花片者人往往鐫磨爲器用今人亦罕服食

【時】〔採〕無時

【用】舐之不著舌者爲佳

【色】紅白

味 甘

性 温緩

氣 氣之厚者陽也

臭 朽

主 温腸止痢

製 研細水飛過用

治 補 蜀本云令人肥悅能食

石之土

石腦 無毒

石生

石腦

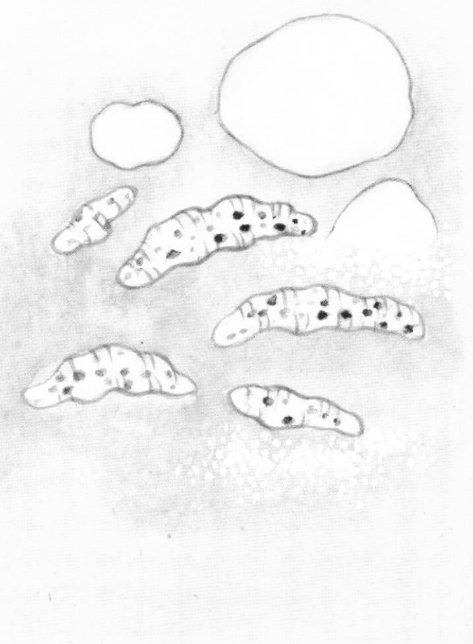

石腦主風寒虚損腰脚疼痹安五臟益氣

名醫所録

【名】石飴餅

【地】〔陶隱居云〕生名山土石中此石亦鍾乳之類形如曾青而白色黑斑軟易破今茅山東及西平山並有鑿土龕取之俗方不見用仙經有劉君導仙散用之又眞誥曰李整採服療風痺虛損而得長生唐本注又云隋時有化公者所服亦名石腦出徐州宋里山初在爛石中入土一丈已下得之大如雞卵或如棗許觸著即散如麪黃白色土人號爲握雪礬石此種實非下品握雪礬石也

【時】〔生〕無時〔採〕無時

【質】類土粉

色 黃白

味 甘

性 温緩

氣 氣之厚者陽也

臭 朽

主 安五臟

製 研細用

石之石

石蟹 無毒 附浮石

土石生

南恩州石蟹

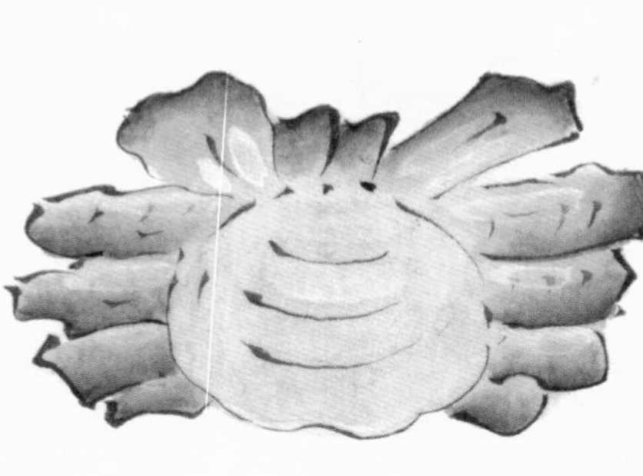

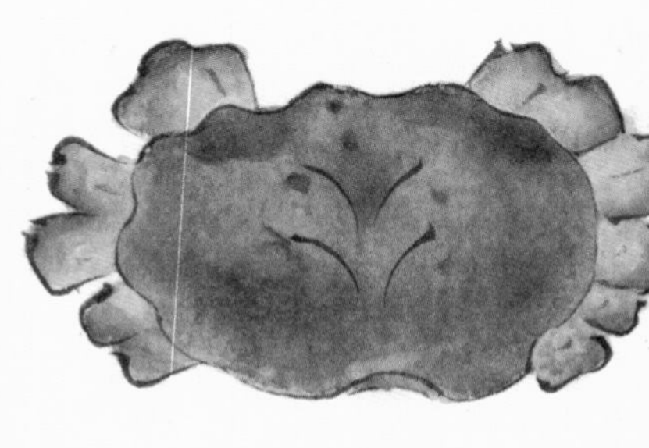

石蟹主青盲目淫膚瞖及疔瞖漆瘡細研水飛過入諸藥相佐用之點目良名醫所録

地 圖經曰 生南海今嶺南近海州郡皆有之體質石也而都與蠏相似又云是尋常蠏爾爾年月深久水沫相著因化成石每遇海潮即飄出又一種入洞穴年深者亦然 衍義曰 石蠏眞似今之生蠏更無異處但有泥與麄石相著爾又有浮石平無毒亦產海濵今皮作家用之磨皮上垢無出此石及治淋止渇殺野獸毒水飛亦治目中瞖有効故附見於此

時 生無時 採無時

用 形體全具者佳

質 狀如生蠏

色　青黑

味　鹹

性　寒軟

氣　氣薄味厚陰也

臭　朽

主　消癰腫去目瞖

製　去泥并麄石細研水飛過用

治　療日華子云催生血暈天行熱疾並熱水磨服浮石止渴治淋

【合治】合醋磨癰腫

【禁】妊娠不可服

【忌】一切藥毒并蠱毒金石毒野獸毒

石之金

金屑 生有毒 熟無毒

石生

益州金屑

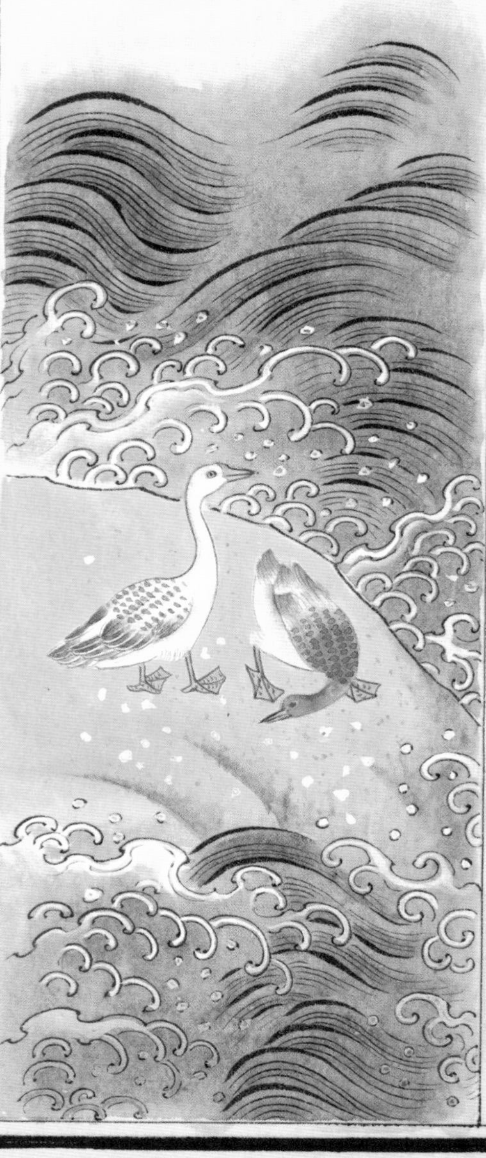

信州生金

金屑主鎮精神堅骨髓通利五臟除邪毒氣服之神仙名醫所録

【名】生金

【寶藏論云】凡金有二十種

還丹金　水中金　瓜子金

青麩金　草砂金

已上五種是眞金堪入藥用

雄黃金　雌黃金　曾青金

硫黃金　土中金　生鐵金

熟鐵金　生銅金　鍮石金

砂子金　朱砂金　白錫金

土碌砂子金　金母砂子金

黑鉛金

已上十五種是假金不入藥用

【地】【圖經曰】金之所産雖有數處而梁益寧三州尤多生於水底沙中謂之生金令人乃以氈上淘取又黔南遂府吉州水中並産麩金嶺表録云廣州洽涯縣有金池彼中居人多養鵝鴨常於屎中淘得之山海經說諸山出金最多不獨生於水也蔡州出瓜子金雲南出顆塊金俱於山石間取之其饒信南劍登州金亦多端或有若山石狀者或有若米豆粒者此類未經火煆皆爲生金不堪入藥其屑古方不見用者而金薄入藥最爲甚便紅雪紫雪輩皆取金汁用之此亦煆鍊者爾【衍義曰】金屑不曰金而更加屑字者是已經磨屑如玉槳之義也生金若不煆屑不可入藥顆塊金穴

山或至百十尺若見伴金石定見金也其石褐色一頭如火燒黑之狀此金色深赤黃麩金乃江水中淘汰而得其色淡黃此皆生金若銷鍊之麩金耗折少塊金耗折多入藥當用塊金葢取其金色深則金氣足矣

【時】【採】無時

【用】經煆鍊者佳

【質】類沙而黃

【色】黃

【味】辛

性 平散

氣 氣之薄者陽中之陰

臭 朽

主 辟邪去惡鎭心安䰟

反 畏水銀惡錫

製 以火煆鍊則爲熟金磨屑用或煎取汁用或爲金箔入丸藥用

治 療藥性論云主小兒驚傷五臟風癇失志日華子云鎭心利血脉別録云治風熱上氣咳嗽傷寒肺損吐血骨蒸勞極渴

補日華子云益五臟添精補髓

禁不鍊服之殺人多服傷損肌肉

解中金毒以鷓鴣肉解之

石之金

銀屑有毒　石生

饒州銀屑

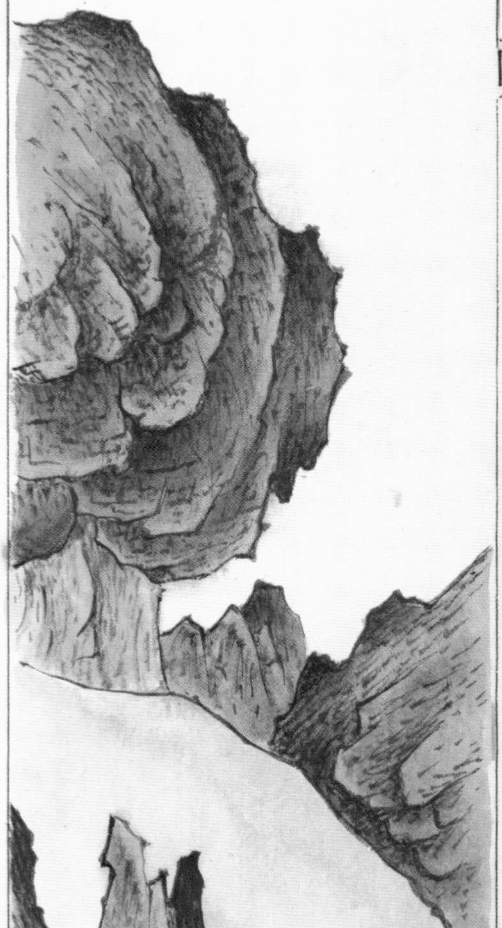

銀屑主安五臟定心神止驚悸除邪氣久服輕身長年名醫所録

【地】衍義曰所産之地已備生銀條下屑義與金屑之義同焉然銀屑經言有毒生銀經言無毒釋者漏略不言蓋生銀已發生於外無蘊鬱之氣故無

毒礦銀尚蘊蓄於石中鬱結之氣未洩故有毒也

【時】【採】無時

【用】經煅鍊者良

【質】類沙而白亮

【色】白

【味】辛

【性】平散

【氣】氣之薄者陽中之陰

臭 朽

主 定心志去驚癇

反 惡錫

製 磨錯爲屑用

治 療 藥性論云主小兒顛疾狂走 別録云妊娠卒腰背痛如折用水煑服之破冷除風

石之金

生銀 有毒附朱砂銀 石生

饒州生銀

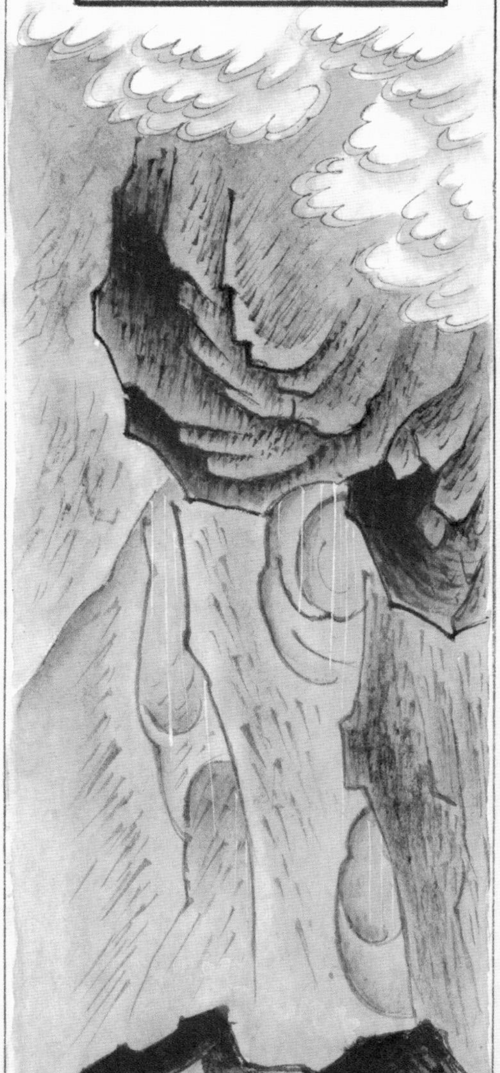

生銀主熱狂驚悸發癇恍惚夜卧不安讝音詹語邪氣鬼祟服之明目鎮心安神定志小兒諸熱丹毒並以水磨服功勝紫雪名醫所録

名 寶藏論云夫銀有一十七種
至藥銀　山澤銀　草砂銀
母砂銀　黑鉛銀
已上五種是真銀堪入藥用
白錫銀　曾青銀　土碌銀
丹陽銀　生鐵銀　生銅銀
硫黄銀　砒霜銀　雄黄銀
雌黄銀　鍮石銀　真水銀銀
已上十二種是假銀不入藥用

地 圖經曰出饒州樂平諸坑生銀鑛中狀如硬錫文理麄錯自然者真今坑中所得乃在土石中滲溜成條狀若絲髮土人謂之老翁鬚似此者極難得方書用生銀必得此乃真爾别録云銀生洛平盧氏縣褐色石打破内

即白生於鉛坑中形如笋子此有變化之道亦曰自然牙亦曰生鉛又曰自然鉛可爲利術不堪食鉛内銀性有毒可用結砂子一種朱砂銀冷無毒畏石亭脂磁石鐵及忌諸血有延年益色鎮心安神止驚悸辟邪治中惡蠱毒心熱煎煩憂忘虚劣之功故附于此【衍義曰】其生銀即是不自礦中出而特然自生者又謂之老翁鬚亦取像而言之耳

【時】【採】無時

【用】文理麤錯自然生者佳

【質】狀如硬錫

【色】白

【味】辛

【性】寒散

【氣】氣之薄者陽中之陰

【臭】朽

【主】鎮心安神

【反】畏石亭脂磁石

【製】雷公云金銀銅鐵氣凡使在藥中用時即渾安置於藥中借氣生藥力而

已若以金銀銅鐵入於藥中用之俱消人脂也

治

療日華子云治小兒衝惡熱毒煩悶水磨服別錄云身有赤疵常以銀揩令熱不久漸漸消除

禁

其性戾服之傷肝

石之水

水銀有毒　石生

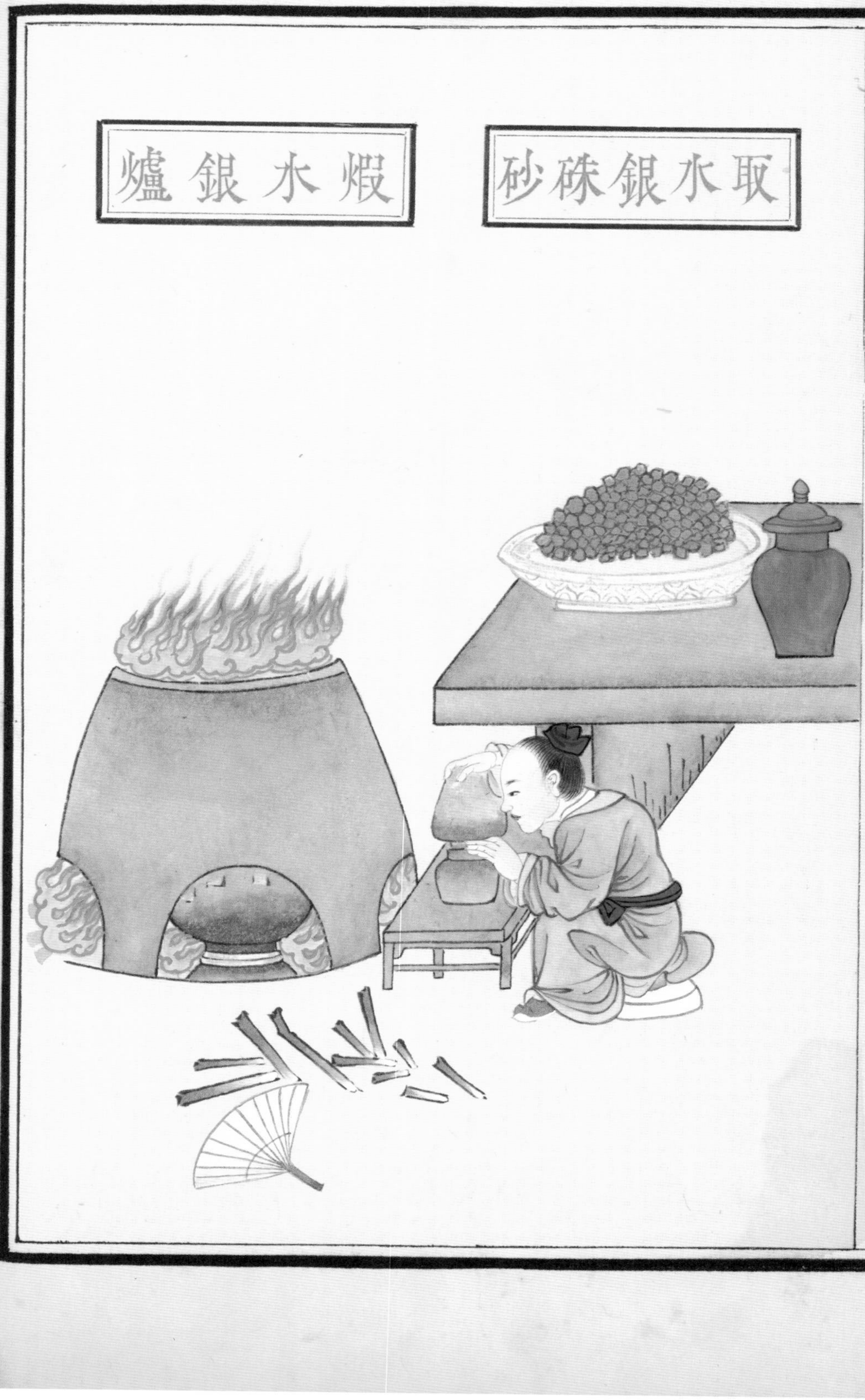

取水銀硃砂

煅水銀爐

水銀 出神農本經 主疹瘻痂 音加 瘍 音羊 白禿殺皮膚中蝨墮胎除熱殺金銀銅錫毒鎔化還復爲丹久服神仙不死 以上朱字神農本經 以傳男子陰陰消無氣 以上黑字名醫所録

【名】汞　澒 紅董切

【地】圖經曰生符陵平土今出秦商道等州邵武軍而秦州者來自西羌界經云出自丹砂者乃是山中採麤次朱砂和硬炭屑匀內陽城鑵內令實以薄鐵片可鑵口作數小孔掩之仍以鐵線羅固一鑵貯水承之兩口相接

鹽泥和豚毛固濟上罐及縫處候乾以下罐入土出口寸許外置爐圍火煅鍊旁作四竇欲氣達而火熾也候一時則成水銀溜於下罐矣〔陶隱居〕云今水銀有生熟符陵平土者是出朱砂腹中亦别出沙地皆青白色最勝今不聞有此至於西羌來者彼人亦云如此燒煅但其山中所生極多至於一山自折裂人採得砂石皆大塊如升斗碎之乃可燒煅故西來者極多於南方但不及生者甚能銷化金銀成泥人以鍍物是也按廣雅謂之澒丹竈家乃名汞蓋字亦通用爾〔衍義曰〕水銀入藥雖各有法極須審謹有毒故也唐韓愈云太學博士李干遇信安方士柳賁能燒水銀爲不

死藥以鉛滿一鼎按中爲空實以水
銀蓋封四際燒爲丹砂服之下血比
四年病益急乃死余不知服食之說
起自何時殺人不可計而世慕尚之
益至此其惑也在方冊所記及耳聞
傳者不說今親與之遊者刑部尚書
等官李遜輩亦服此藥敗者六七人
矣痛可惜哉近世有水銀燒成丹砂
醫人不曉研爲藥衣或入
藥中豈弗違誤可不愼歟

【時】採無時

【收】以竹筒盛貯或甆器胡蘆收之

【質】類鎔錫

【色】白

【味】辛

【性】寒

【氣】氣之薄者陽中之陰

【臭】朽

【主】殺蟲疥下死胎

【助】得鉛則凝得硫黃則結得紫河車則伏與棗肉研之則散

【反】畏磁石

【製】雷公云凡使勿用草中取者并舊朱漆中者及經别藥制過者在屍過者半生半死者若在朱砂中產出者其色微紅收得後用胡蘆盱之則免遺失若先以紫背天葵并夜交藤自然汁二味同煑一伏時其毒自退每修十兩用前二味汁各七鎰和合煑足爲度

【治】療藥性論云療瘑疥殺蟲日華子云治天行熱疾催生下死胎惡瘡除風安神鎮心陳藏器云利水道去熱毒

【禁】婦人服之絶娠及墮胎入人耳能食腦至盡入肉令百節攣縮倒陰絶陽

【解】殺五金毒鍍金燒粉人患風須飲酒食肥豬肉及服鐵漿以禦其毒

石之金

水銀粉 無毒

煆煉成

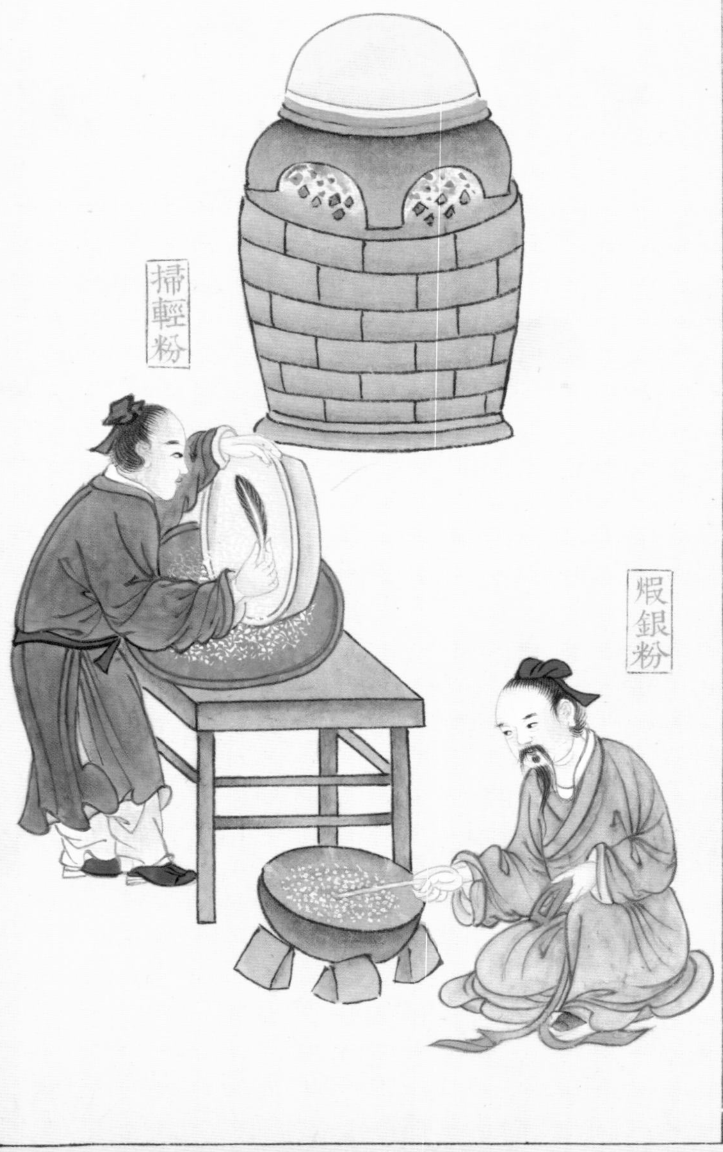

水銀粉

掃輕粉

煆銀粉

水銀粉主通大腸傳小兒疳并瘰癧殺瘡疥癬蟲及鼻上酒齇風瘡燥癢名醫所録

名

汞粉　輕粉　峭粉

謹按升符陵平土水銀作輕粉凡作粉先要作麯其作麯之法以皂礬一斤鹽減半二味入舊鐵鍋內以慢火炒之仍以鐵方鏟攪不住手炒乾成麯如柳青色其升粉法先置一平臺高三尺餘徑二尺不拘磚坦以荊柴炭一斤碎之如核桃大熾于臺上扇熾每升粉一料用水銀一兩二錢麯二兩二錢內石臼內石杵研不見水銀星爲度却入白礬粗末二錢三味

攪勻平攤鐵鏊中心約厚三分許鵝翎遍揷小孔將澄漿瓦盆覆之縫以鹽泥固濟勿令太實實則難起置鏊于熾火上候微熱以手蘸水輕抹其縫及盆復用磚疎立鏊下周護火氣待火盡盆温揭之勿令手重重則振落其粉凝于盆底狀若雪花而瑩潔以翎掃之甆器收貯其盆鏊濁滓入後料再升此法目經修鍊詳不過此

收 甆器貯之

用 有鋒鋩入水不沉者佳

質 類雪花

色 白

味 辛

性 冷

氣 氣之薄者陽中之陰

主 殺蟲

反 畏磁石石黄

製 研細用

治 療 衍義曰 小兒涎潮瘛瘲以此主之

【禁】虛人不宜服

【忌】一切血

【贗】寒水石糯米粉明瓦屑爲僞

石之水

靈砂 無毒 煅鍊成

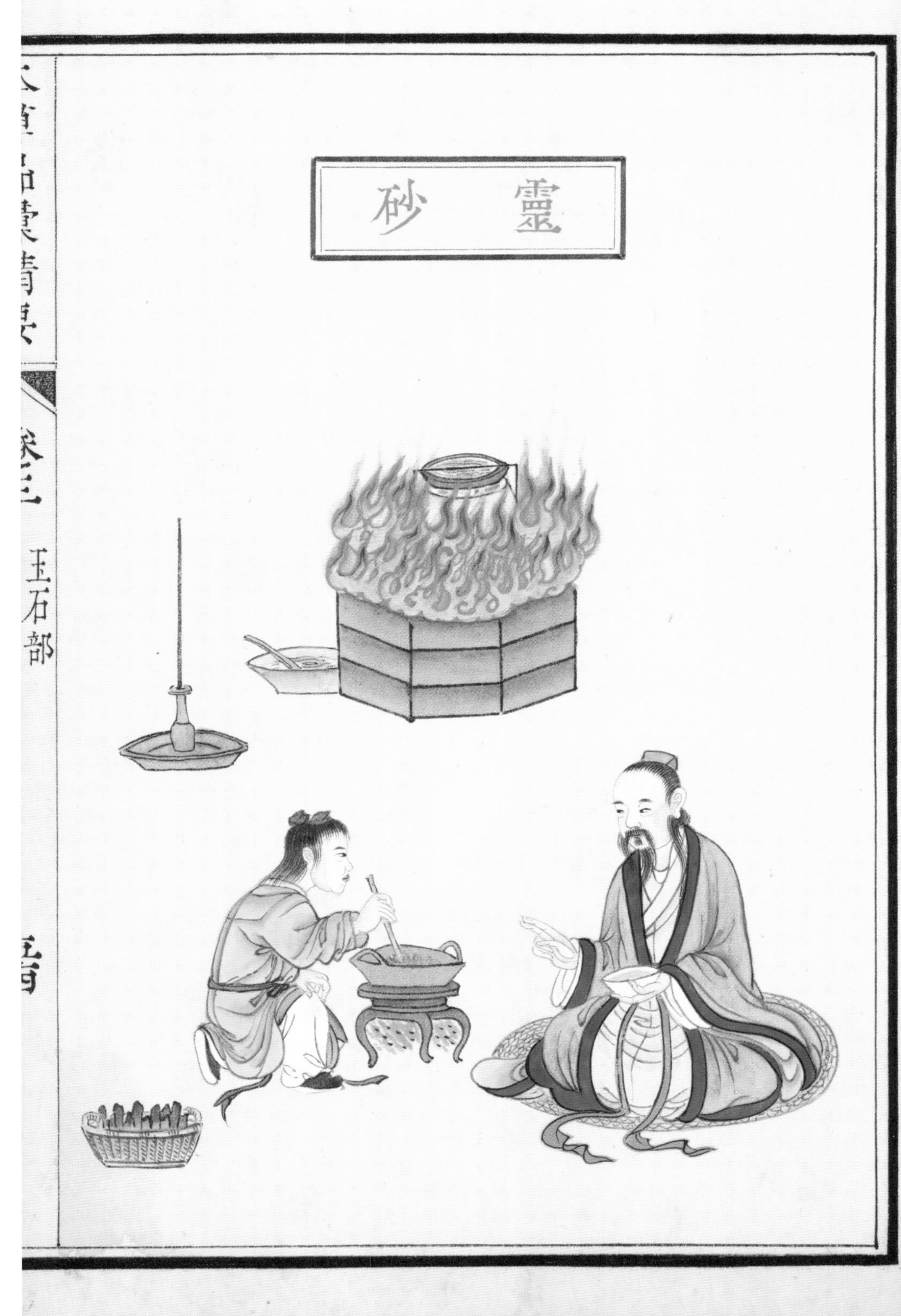
靈砂
玉石部

靈砂主五臟百病養神安魂魄益氣明目通血脉止煩滿益精神殺精魅惡鬼氣久服通神明不老輕身神仙令人心靈名醫所録

【名】二氣砂

【地】謹按升鍊之法用符陵平土水銀四兩入鐵鍋内以硫黄末一兩徐徐投下慢火炒作青砂頭候冷研細内陽城鑵中上坐鐵盞將鐵線纏束數匝釘紐之彈線聲清亮爲緊以赤石脂入鹽客封其縫仍用鹽泥和豚毛通令固濟厚一大指許日乾之藉以鐵架圍磚作爐外以文火自下煅至鑵

底約紅寸餘以香爐一炷復用武火漸加至鑵口候香爐二炷爲度鐵盞貯水淺則益之乃旣濟之義也候冷取出其砂升凝盞底如束針紋者則成就矣

收 甆器盛貯

用 砂如束針紋者

質 類蜜陀僧而赤

色 紫赤

味 甘

性 温緩

氣 氣味俱厚陽也

臭 腥

主 安魂魄益精神

反 畏鹹水惡磁石

製 研細用

治 療 別録云 除風冷

石之水

蜜陀僧 有小毒 土生

廣州蜜陀僧

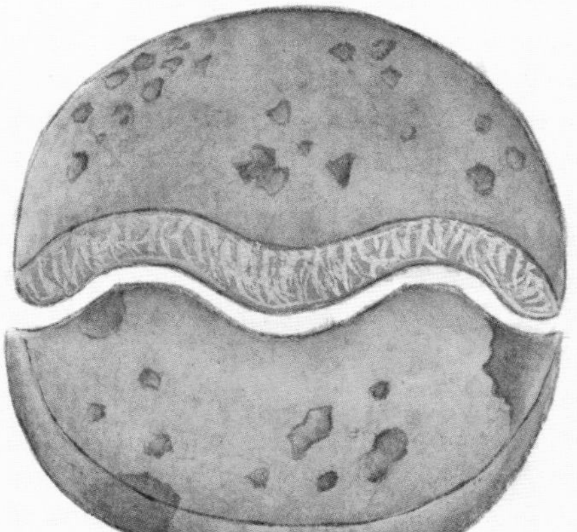

蜜陀僧主久痢五痔金瘡面上瘢䵟面膏藥用之 名醫所録

名 没多僧

地 圖經曰舊不載所出州土注云出波斯國今嶺南閩中銀銅冶處亦有之其初採礦時銀銅相雜先以鉛同煎鍊銀隨鉛出又採山木葉燒灰開地作爐填灰其中謂之灰池置銀鉛於灰上更加火大鍛鉛滲灰下銀結灰上候火冷出銀其灰池感鉛銀之氣積久遂成此物即銀鉛脚也今之用者往往是此未必胡中來者形似黄龍齒而堅重者佳 別録云今之市者乃是用甕瓶實鉛丹鍛成塊大者尚有瓶之形狀銀冶所出最良而罕有其外國來者則未嘗見之

時 採無時

用 金色者爲好

質 類黃龍齒而堅重

色 黃

味 鹹辛

性 平輭

氣 味厚於氣陰中之陽

臭 腥

主 澀痢去䵟

【製】【雷公云】凡使擣令細於甆堝中安置用重絹袋盛柳蚛末焙蜜陀僧堝中次下東流水浸令滿火煮一伏時足去柳末絹袋取用

【治】【療蜀本注云】主諸痔及腸澼下血不止【日華子云】鎮心補五臟驚癇嗽嘔及吐痰【別録云】治口瘡豆瘡瘢面黶

【合】合人乳調塗面治䵟䵳斑點及令面上生光并瘡齇鼻皰

水之木

珊瑚　無毒　石生

廣州珊瑚

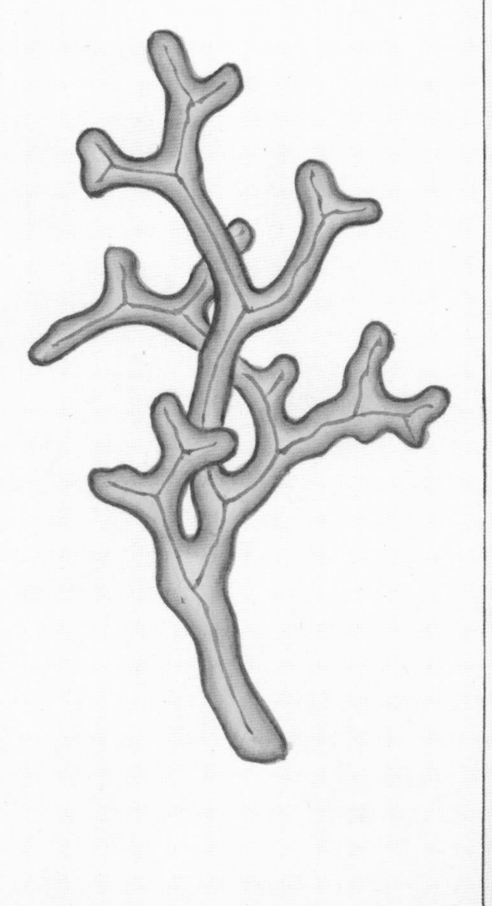

珊瑚主宿血去目中瞖鼻衂末吹鼻中名醫所錄

地 圖經曰生南海及波斯國師子國今廣州亦有之生海底作枝柯狀明潤如紅玉中多有孔亦有無孔者枝柯多者更難得海中經日取珊瑚先作

鐵網沉水底珊瑚貫中而生歲高三二尺有枝無葉因絞網出之皆摧折故難得完好者漢積翠池中有高一丈餘者夜有光影晉石崇家有高六七尺今並不聞有此高大者衍義曰一種紅油色有細縱紋可愛又有鉛丹色無縱紋者爲下入藥用紅油色者嘗見一本高尺許兩枝直上分十餘岐將至其顛則交合連理仍紅潤有縱紋亦一異也其所初生時白如菌一歲而黃三歲則赤枝榦交錯高三四尺網發其根絞而出之失時不取則腐矣

時　採無時

【用】紅色有細縱紋者佳

【質】類琅玕而紅潤

【色】紅

【味】甘

【性】平緩

【氣】氣之薄者陽中之陰

【臭】朽

【主】鎮心止驚退瞖目

石之石

馬瑙 無毒　　石生

馬瑙

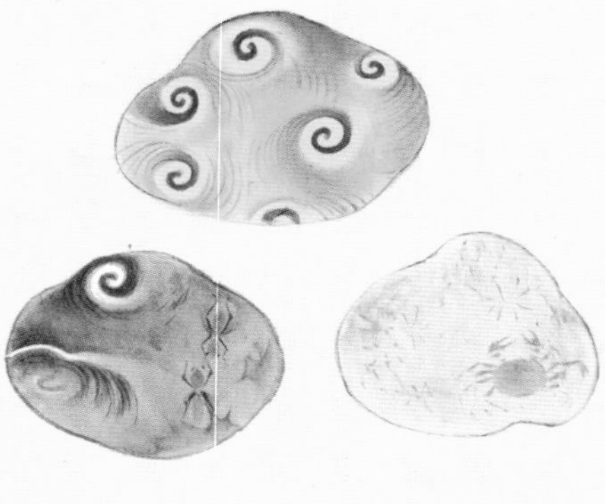

馬瑙主辟惡熨目赤爛 名醫所録

地 圖經曰自西國玉石間來紅色似馬瑙亦美石之類重寶也今中國貴以

爲器陳藏器云出日本國用砑木不熱者爲上砑木熱者非眞也衍義曰馬瑙非石非玉自是一類有紅白黑色三種亦有其紋如纏絲等理出西裔者佳彼土人以小者碾爲玩好之物大者碾爲器今古方藥多用之

時 採 無時

用 砑木不熱者爲佳

質 類玉而有紋絲

色 紅白

味 辛

性 寒散

氣 氣之薄者陽中之陰

臭 朽

二十種陳藏器餘

天子藉田三推犂下土無毒主驚悸癲邪安神定魄强志入官不懼利見大官宜婚市王者所封五色土亦其次焉已前主病正爾水服餘皆藏寶

社壇四角土牧宰臨官自取以塗門戶主盜不入境令郡縣皆有社壇也

土地主斂萬物毒人患發背者掘地爲孔一頭傍通取風以穴大小可腫處仰臥穴上令癰入穴孔中噏之作三五箇覺熱即易仍以物藉他處又人卒患急黃熱盛欲死者於沙土中掘坎斜埋患人令頭出土上灌之久乃出曾試有効當是土能收攝

熱也又人患丹石發腫以腫處於濕地上
卧熨之地熱易之
市門土無毒主婦人易産取土臨月帶之
又臨月産時取一錢匕末酒服之又捻爲
丸小兒於苦瓠中作白龍乞兒此法崔知
悌方文多不録
自然灰主白癜風癧瘍重淋取汁和醋先
以布揩白癜風破傅之當爲瘡勿怪能輭

瑠璃玉石如泥至易雕刻及澣衣令白洗惡瘡疥癬驗於諸灰生海中如黄土南中異物志云自然灰生南海畔可澣衣石得此灰即爛可爲器令馬瑙等形質異者先以此灰埋之令輭然後雕刻之也

鑄鐘黄土無毒主卒心痛疰忤惡氣置酒中温服之彌佳也

戸垠下土無毒主産後腹痛末一錢匕酒

中熱服之戶者門之别名也新注云和雄雀糞煖酒服方寸匕治吹妳効鑄鏵鉏孔中黄土主丈夫陰囊濕癢細末摸之亦去陰汗最佳甆甌中裏白灰主遊腫醋磨傅之甆器物初燒時相隔皆以灰爲泥然後燒之甌甆也但看裏有卽收之

彈丸土無毒主難産末一錢匕熱酒調服

之大有功効也

執日取天星上土和栢葉薰草以塗門戶方一尺盜賊不來抱朴子亦云有之

大甑中蒸土一兩頓熱坐卧其上取病處熱徹汗徧身仍隨疾服藥和鼠壤用亦得

蚡鼠壤堆上土苦酒和爲泥傅腫極効又云鬼疰氣痛取土以秫米甘汁溲作餅燒令熱以物裹熨痛處凡蚡鼠是野田中尖

嘴鼠也

塚上土及磚石主温疫五月一日取之厇器中盛埋之著門外堦下合家不患時氣又正月朝早將物去塚頭取古塼一口將咒要斷一年無時疫懸安大門也桑根下土搜成泥餅傅風腫上仍灸三二十壯取熱通瘡中又人中惡風水肉腫一箇差以土塊灸二百壯當下黃水即差也

春牛角上土收置戶上令人宜田

土蜂窠上細土主腫毒醋和爲泥傅之亦主蜘蛛咬土蜂者在地土中作窠者是

載鹽車牛角上土主惡瘡黄汁出不差漸潰者取土封之卽止牛角謂是車邊脂角也好用

驢溺泥土主蜘蛛咬先用醋泔汁洗瘡然後泥傅之黑驢彌佳浮汁洗之更好

故鞋底下土主人適他方不伏水土刮取末和水服之不伏水土與諸病有異卽其狀也

本草品彙精要卷之三

本草品彙精要卷之四

玉石部中品之下

七種神農本經朱字

三種名醫别錄黑字

二種唐本先附注云唐附

九種宋本先附注云宋附

一種唐本餘

三種圖經餘

二十種陳藏器餘

已上總四十五種

內一十三種今增圖

食鹽　大鹽自下品今移　鹵鹹自下品今移

戎鹽鹽藥附自下品今移　光明鹽唐附今增圖　綠鹽唐附今增圖

鐵　生鐵　鐵粉宋附今增圖

鋼鐵　鐵落今增圖　鐵華粉宋附鐵亂粉附今增圖

鐵精鐵蕤淬鐵水針砂鍜鐨下鐵屑刀刃犁鑱尖附今增圖　鐵漿宋附今增圖

床四角下土　瓦甑　甘土

二月上壬日取土　柱下土

胡鷰窠內土　道中熱塵土

正月十五日燈盞　仰天皮

蟻穴中出土　古塼　富家中庭土

百舌鳥窠中土　豬槽上垢及土

故茅屋上塵　諸土有毒

本草品彙精要卷之四

玉石部中品之下

石之水

食鹽無毒

煎鍊成

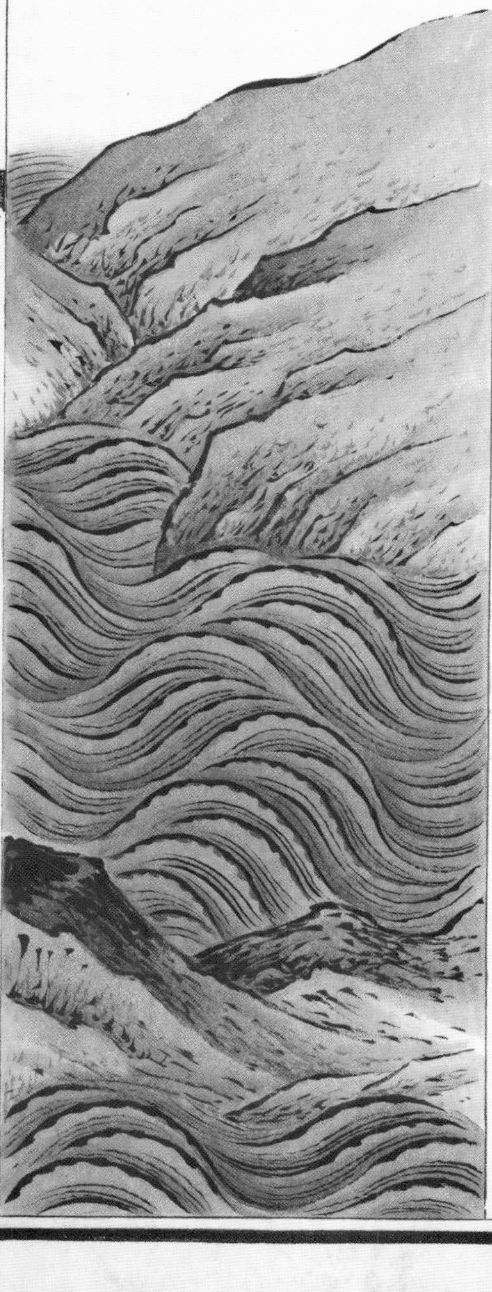

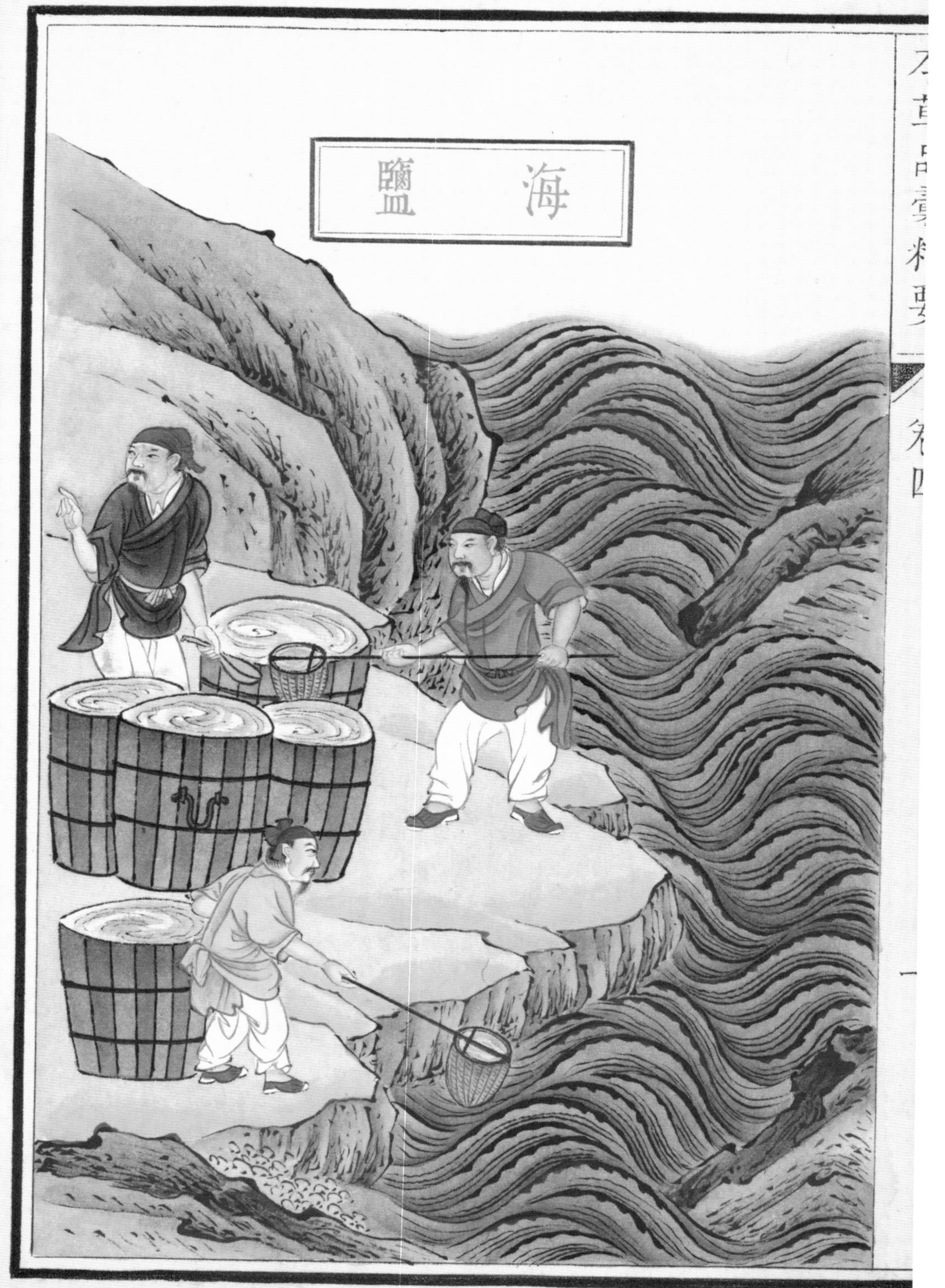
海鹽

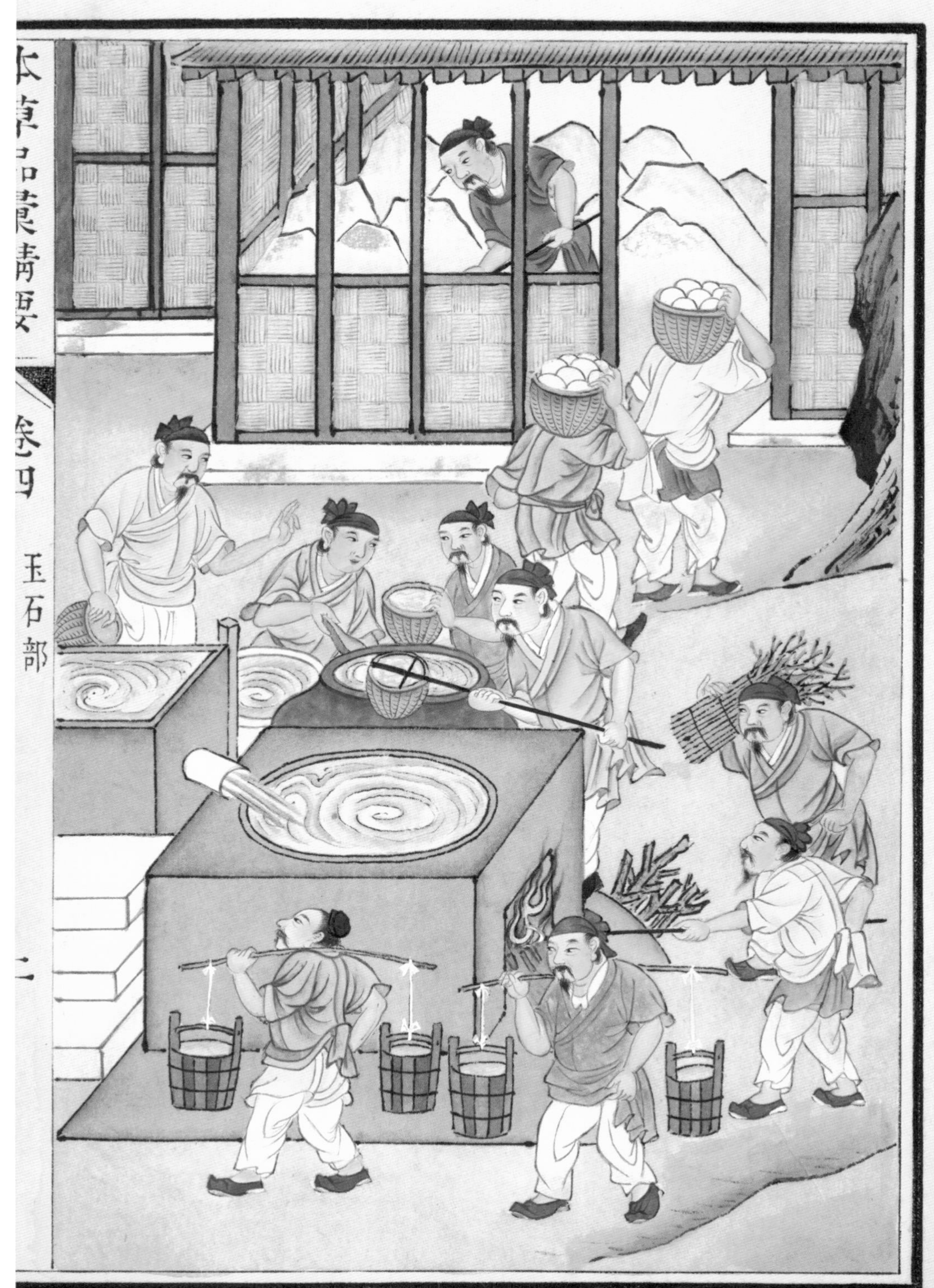

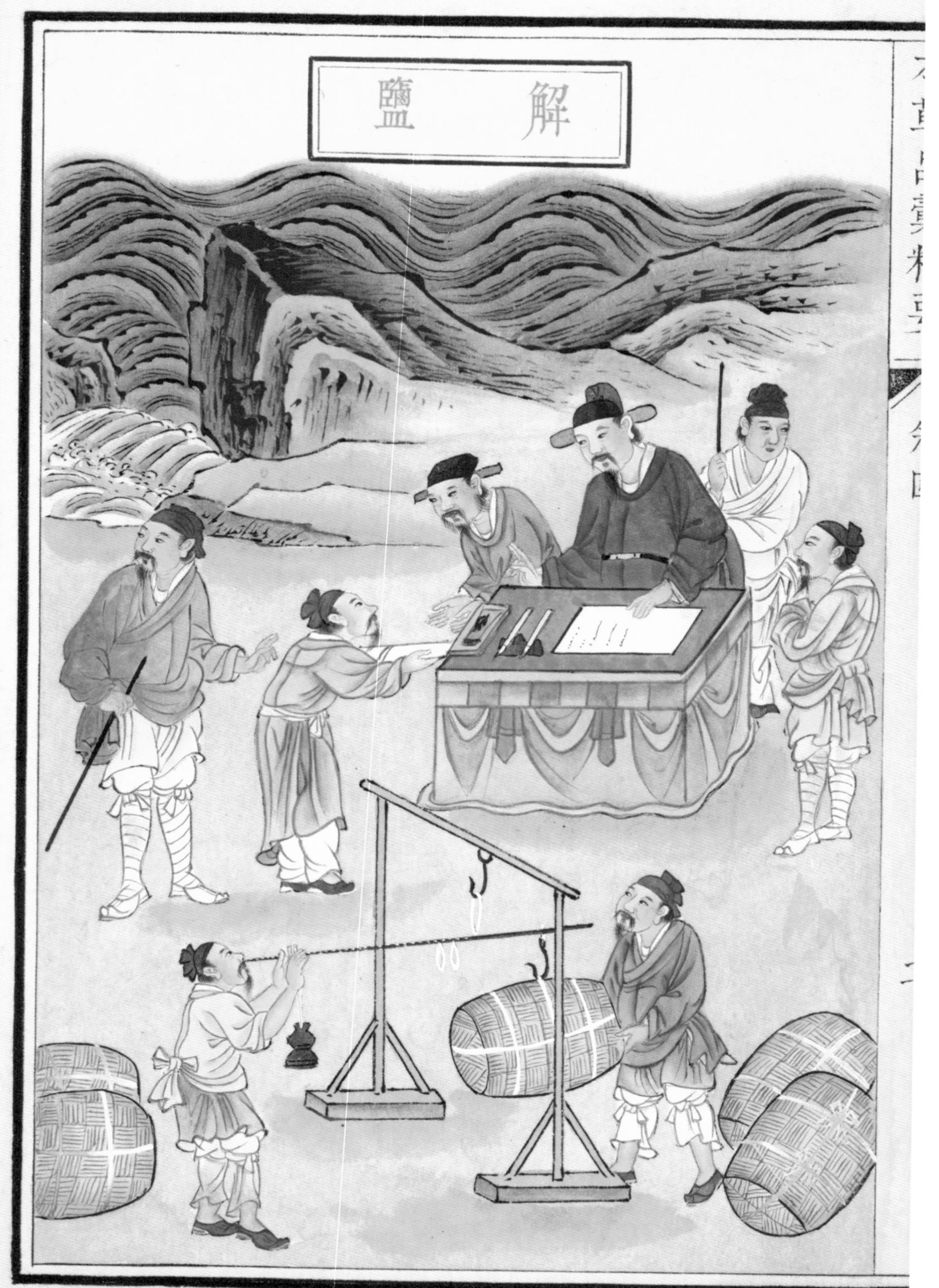
解鹽

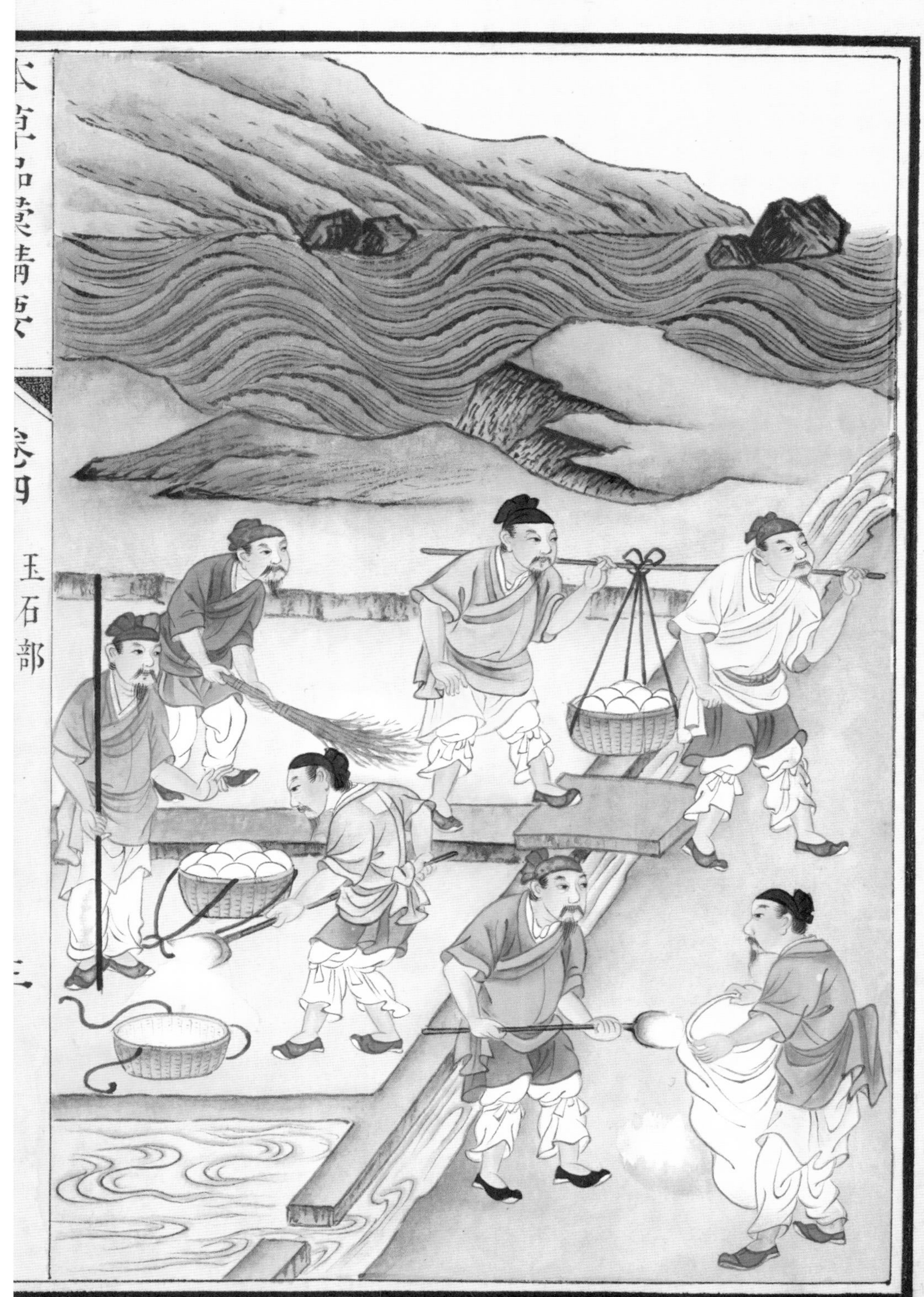

食鹽主殺鬼蠱邪疰毒氣下部䘌瘡傷寒寒熱吐胸中痰癖止心腹卒痛堅肌骨名醫所錄

名　山鹽　木鹽　末鹽　印鹽　解鹽　海鹽　白鹽　黑鹽　柔鹽　赤鹽　澤鹽　臭鹽　石鹽　馬齒鹽　駮鹽　青鹽　井鹽　鹽枕

地　圖經曰舊不著所出州郡陶隱居云有東海北海鹽及河東鹽池梁益有鹽井交廣有南海鹽西羌有山鹽胡中有木鹽而色類不同以河東者爲勝河東鹽今解州安邑兩池所種最爲精好又有并州兩監末鹽乃刮鹹

煎鍊不甚佳其鹹蓋下品所著鹵鹹生河東鹽池者是也下品又有大鹽生邯鄲及河東池澤蘇恭云大鹽即河東印鹽人之常食者形麤於末鹽乃似今解鹽也解人取鹽於池傍耕地沃以池水每鹽南風急則宿昔成鹽滿畦彼人謂之種鹽東海北海南海鹽者今滄密楚秀溫台明泉福廣瓊化諸州官場煑海水作之以給民食者又謂之澤鹽醫方所謂海鹽是也其煑鹽之器漢謂之牢盆今或鼓鐵爲之或編竹爲之上下周以蜃灰廣丈深尺平底寘於竈皆謂之鹽盤南越志所謂織篾爲鼎和以牡蠣是也然後於海濱掘地爲坑上布竹木覆以蓬茅積沙於其上每潮汐衝沙

鹵鹹淋於坑中水退則以火炬照之鹵氣衝火皆滅則鹵氣多火不滅則鹵氣少取鹵注盤中煎之頃刻而就梁益鹽井者今歸州及四川諸郡皆有鹽井汲其水以煎作鹽如煮海之法但以食彼方之民耳然羌胡之鹽種類自多陶注又云虜中有九種白鹽食鹽常食者黑鹽柔鹽赤鹽駮鹽臭鹽馬齒鹽之類今人不能徧識本經云北海青南海赤今青鹽從西羌來者形塊方稜明瑩而青黑色最奇又通泰海州並有停戶刮鹹煎鹽輸官如并州末鹽之類以供給江湖極爲饒衍其味乃優於并州末鹽也濵州亦有人戶煎鍊草土鹽其色最麄黑不堪入藥但可啖馬耳其大鹽戎

鹽滷鹹光明

鹽詳具下條

【用】白淨者

【色】青白

【味】鹹

【性】溫軟

【氣】氣之薄者陽中之陰

【臭】朽

【主】吐痰涎止霍亂

【助】漏蘆爲之使
【製】炒
【治】【療】藥性論云殺一切毒氣鬼疰屍疰氣及小兒卒不尿炒鹽於臍中熨之面上五色瘡及蠼螋尿瘡蚯蚓咬瘡鹽湯綿浸搨瘡上日易五六度瘥以空心揩齒吐水中洗眼夜見小字若婦人隱處疼痛以青布裹鹽熨之下部䘌蟲蝕瘡炒鹽布裹坐熨之兼主火灼瘡日華子云治霍亂心痛及金瘡明目止風淚邪氣一切蟲傷瘡腫消食滋五味通大小便小兒疝氣并內腎氣以葛袋盛於戶口懸之父母用手撚

盡當愈〔別錄〕云治腳氣鹽蒸候熱布裹踏之令腳心熱愈肝臟氣虛風冷搏於筋偏體轉筋入腹不可忍者及一切風身體如蟲行并用熱鹽湯漬之効治天行後脇脹滿炒鹽熨熨之小便澀亦熨熨臍下兒逆生以鹽塗兒足底并摩產婦腹上即順凡諸瘡癬嚼鹽塗之治耳中卒痛蒸鹽熨熨之又金瘡中風煎鹽令熱瀝汁瘡上効穀道中疼痛炒鹽熨之治蜈蚣咬痛嚼鹽沃之及鹽湯浸痛即止卒中屍遁其壯腹脹氣急衝心服鹽湯取吐瘥中毒箭以鹽貼瘡上灸鹽三十壯

〔日華子〕云暖火臟長肉補皮膚

【合治】用鹽如雞子大青布裹燒赤內酒中頓服治心痛中惡或連腰臍疼當吐惡物○合槐白皮切蒸治腳氣○炒鹽一大匙合童子小便一升溫服之治霍亂上不得吐下不得利出冷汗氣欲絕者此湯入口即吐絕氣復通○鹽一升內麁甆瓶中實築泥頭訖於炭火燒勿令瓶破候赤鹽如水汁去火冷即凝破瓶取之合豉一升炒桃仁一兩麩炒巴豆二兩去心膜炒令出油不可過熟鍊蜜丸如桐子大每服三丸皆平旦服治天行時氣豉汁茶下心痛酒下血痢飲下鬼瘧茶飲下骨熱蜜湯下忌冷漿水服藥後吐利勿怪吐利多煎黃連汁服止之此藥合訖宻器盛之勿令洩氣○合

皂莢同炒令赤研揩齒治血䘌齒及牢牙○鹽三兩合豉二兩擣捏作餅安新瓦上炙熱熨小兒臍風撮口○炒鹽合酒服治金傷經脉及大脉血出不止者○鹽合醋作湯服治氣淋臍下切痛

【禁】多食令人失色膚黑及傷肺損筋力及水腫人不宜食

【忌】不宜與甜瓜同食令人霍亂發渴病嗽

石之水

大鹽 無毒 土生

大鹽出神農本經主令人吐以上朱字神農本經主腸胃

結熱喘逆胸中病 以上黑字名醫所錄

【地】圖經曰大鹽生邯鄲及河東池澤唐本注云大鹽卽河東印鹽人常食者形麤於末鹽故名大鹽衍義曰大鹽新者不苦久則鹹苦今解州鹽池所出者皆成㪷子其形大小不等久亦苦海水煎成者但味和二鹽互有得失入藥及金銀作多用大鹽及解鹽傍海之人多黑色蓋日食魚鹽此走血之驗也

謹按解人取鹽於池傍耕地沃以池水每南風急則宿夕而成其味苦而力薄較諸海水煎成者爲不及遠矣所謂煑海爲鹽煑池爲鹽

鹽苦而易敗故詩云王事靡盬是也

時 生無時 採無時

色 青白

味 甘鹹

性 寒

氣 氣薄味厚陰中微陽

臭 朽

主 腸胃結熱及止痛

【行】接諸藥入腎

【助】漏蘆爲之使

【製】研細用

石之水

鹵鹹 無毒　土生

鹵鹹 出神農本經　主大熱消渴狂煩除邪及下蠱毒柔肌膚 以上朱字神農本經　去五臟腸胃留熱結氣心下堅食已嘔逆喘滿明目目痛 以上

黑字名醫所錄

地 圖經曰鹵鹹生河東鹽池陶隱居云是煎鹽釜下凝滓唐本注云鹵鹹既生河東其河東鹽不以釜煎於此論之明非凝滓此是鹼土名鹵鹹今人熟皮皆用之此則鹼地掘取者是也別錄云鹵鹽純制四黃可作銲藥

時 生無時 採無時

色 黃白

味 苦鹹

性 寒輭

【氣】氣薄味厚陰也

【臭】朽

【主】散結氣輭肌膚

【製】研細用

石之水

戎鹽 無毒 附鹽藥 土生

戎鹽 出神農本經 主明目目痛益氣堅肌骨去毒蠱 以上朱字神農本經 心腹痛溺血吐血血齒舌血

出以上黑字名醫所錄

【名】胡鹽　禿登鹽　陰土鹽

【地】圖經曰生胡鹽山及西羌北地酒泉福祿城東南角北海青南海赤者是也補下藥多用青鹽疑此即戎鹽今青鹽從西羌來者形塊方稜明瑩而青黑色最奇北胡來者作大塊而不光瑩又多孔竅若蜂窠狀色亦淺於西鹽彼人謂之鹽枕入藥差劣陶隱居云今虜中甚有從涼州來芮芮河南使及北部胡客從燉煌來亦得之自是稀少耳其形作塊片或如雞鴨卵或如菱米色紫白味不甚鹹口嘗氣臭正如毈雞子臭者爲眞又有

一種鹽藥味鹹無毒生海西南雷羅諸州山谷似芒硝末細入口極冷南人多取傅瘡腫少有服者恐極冷入腹傷人且宜慎之唐本注云其戎鹽即胡鹽沙州名爲禿登鹽廓州名爲陰土鹽生河岸山坂之陰土石間塊大小不常堅白似石燒之不鳴烢爾戎鹽赤黑二色者累卵乾汞制丹砂

時　生無時　採十月取

用　顆塊者佳

質　類石膏而堅

色　青

味 鹹

性 寒

氣 味厚於氣陰也

臭 朽

主 化堅積

製 研細用

治 療日華子云除五臟癥結心腹積聚痛瘡疥癬衍義曰除目中瘀赤澀昏陳藏器云鹽藥主眼赤眥爛風赤細研水和點目中入腹去熱煩

痰滿頭痛明目鎮心水研服之又

主蚖蛇惡蟲毒疥癬癰腫瘰癧水

消服之著瘡正爾摩傅

〔補〕日華子云助水臟益精氣

〔禁〕性冷不宜多服

石之水

光明鹽 無毒　土生

光明鹽

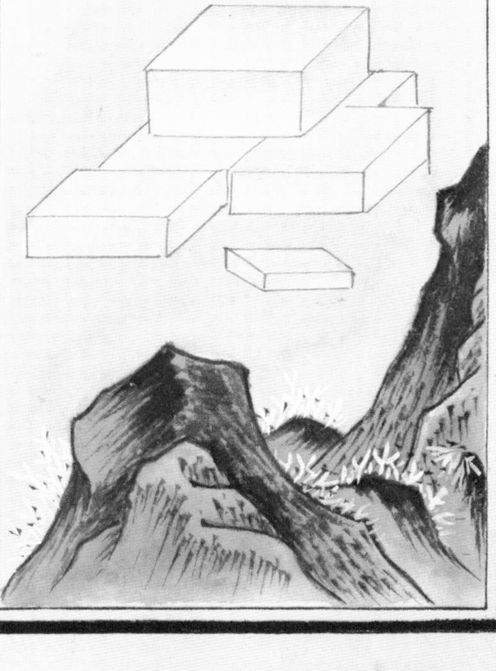

光明鹽主頭面諸風目赤痛多眵音蚩淚名醫

所錄

名 石鹽 聖石

地 圖經曰生鹽州五原鹽池下鑿取之大者如升皆正方光澈又階州一種

生山石中不由煎鍊自然成鹽色甚明瑩彼人甚貴之云即光明鹽也

時 生無時 採無時

用 白淨光徹者佳

質 類方解石

色 白

味 鹹甘

性 平輭

氣 味厚於氣陰中之陽

臭 朽

製 研細用

石之石

綠鹽 無毒 土石生

綠鹽

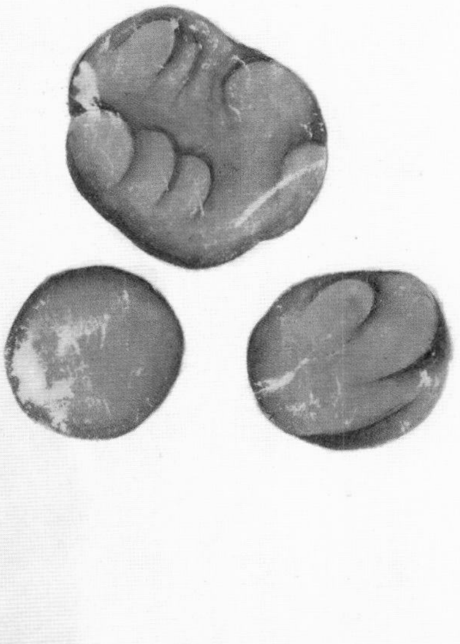

綠鹽主目赤淚出膚瞖眵暗名醫所錄

地　圖經曰以光明鹽硇砂青銅屑釀之爲塊而色綠其眞者出焉耆國水中石下取之狀若扁青空青別錄云波斯國在石上生按舶上將來爲之石綠裝色久而不變中國以銅醋造者不堪入藥色亦不久

時　生無時　採無時

用　綠色成塊者好

質　狀如扁青空青

色　綠

【味】鹹苦辛

【性】平

【氣】味厚於氣陰中之陽

【臭】朽

【主】明目消瞖

【製】研細用

【治】療海藥云治小兒無辜疳氣

石之金

鐵 有毒 土生

柔鐵

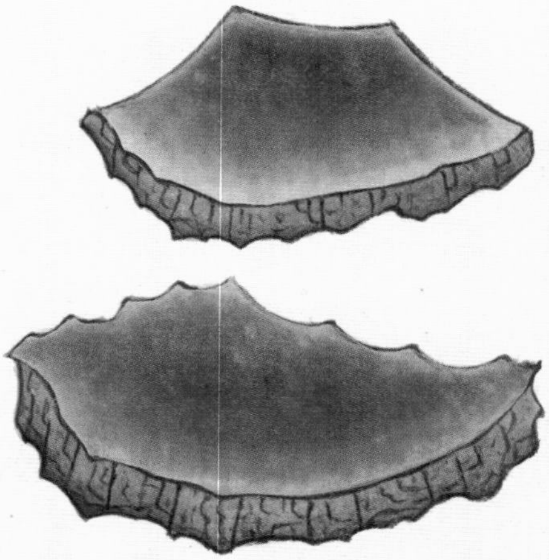

鐵主堅肌耐痛 神農本經

地 圖經曰單言鐵者鍒鐵也諸鐵不著所出州土今江南西蜀有爐冶處皆

有之鐵乃黑金也其體堅重至於鎔冶然後成器蓋鐵有生有熟有鋼有精有落有粉并華粉亂粉之類祈文立條而鑄鐵乃再三拍打以作鍱者亦謂之熟鐵也

時 採無時

用 鍱鐵

質 類磁石

色 黑

味 辛

性 平散

氣 氣之薄者陽中之陰

臭 腥

反 畏磁石石灰炭

解 制石亭脂毒

石之金

生鐵 土生

生　鐵

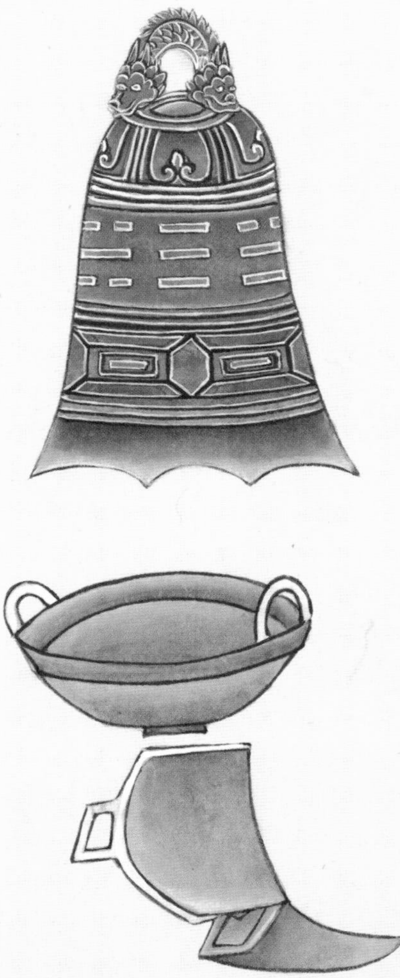

生鐵主療下部及脫肛名醫所錄

地圖經曰出江南西蜀有爐冶處有之初鍊去鑛用以鑄鎢器物者爲生鐵即陶隱居所謂不破鑐音鍩鎗音錚釜之類是也

時採無時

【用】鑄成器物者

【色】黑

【味】辛

【性】微寒

【氣】氣之薄者陽中之陰

【臭】腥

【主】鎮心惡瘡

【製】〔日華子云〕鍛後飛淘去麤赤汁烘乾用或燒紅投淬酒中或水中並堪用

【治】療日華子云除癎疾鎮心安五臟能黑鬚髮及惡瘡疥癬別錄云熊虎所傷毒痛煮令有味洗之治脫肛久不愈以生鐵煮水洗之日再

【合治】燒赤投酒中飲之仍以磁石塞耳中日一易夜去之旦別著治耳聾○以一斤合酒三升煮取一升服之療被打瘀血在骨節及脇外不去○燒赤淬水二七遍浴療小兒熛瘡即爛瘡也○合蒜生油摩傅蜘蛛咬

石之金

鐵粉 無毒 鍛鍊成

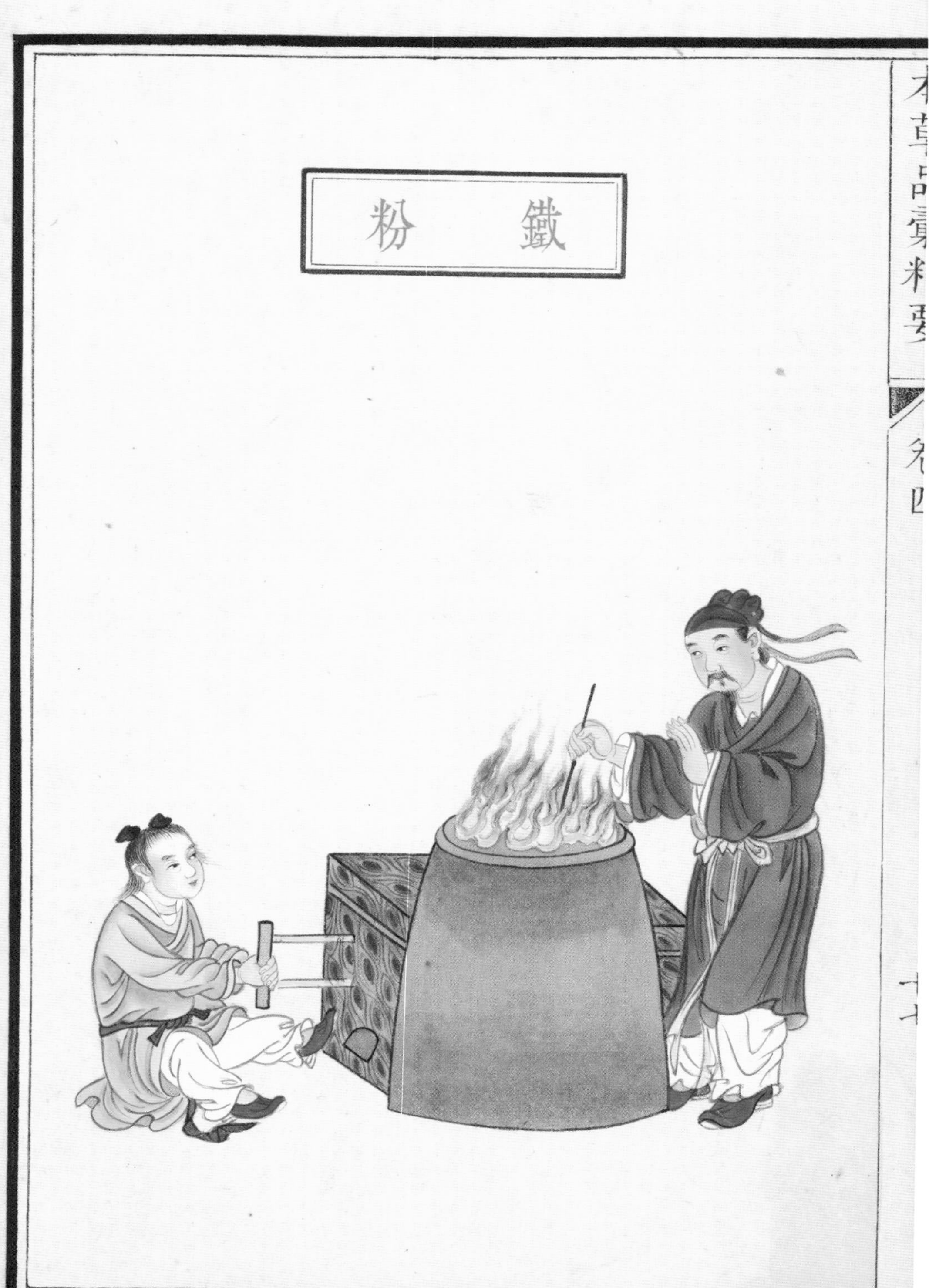
鐵粉

鐵粉主安心神堅骨髓除百病變白潤肌膚令人不老體健能食久服令人身重肥黑合和諸藥各有所主名醫所錄

【地】圖經曰舊不著所出州郡今江南爐冶處皆有之其造粉飛鍊之法文不多載人以雜鐵作屑飛之令體重眞鋼則不爾時人錯柔鐵屑和鍼砂飛粉市之飛鍊家亦莫能辨也

謹按雷公炮炙論序云鐵遇神砂如泥似粉竊嘗試之不就其亦秘而不悉乎博詢術家得究其奧遂令經目法鍊載之不爲無稽據其

方以鐵十兩不限生熟入銷銀鑵內鎔化爲汁以塊雄黃五兩徐徐投入常令鐵筯攪之俟黃盡復加猛火約人行百步許傾出俟冷取輕脆者研細入藥其存性者不堪用也砒與硫黃亦能製粉但其毒甚服之傷生愼之愼之

用　粉

質　類鹹砂而細

色　黑

味　鹹

性 平

氣 味厚於氣陰中之陽

臭 腥

主 安心神堅骨髓

石之金

鋼鐵 無毒

鍛鍊成

鋼鐵

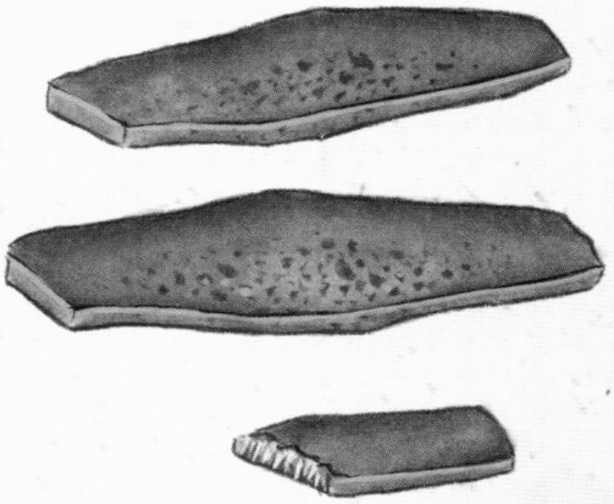

鋼鐵主金瘡煩滿熱中胸膈氣塞食不化名醫所錄

名 跳(音條)鐵

地 圖經曰出江南西蜀有爐冶處皆有之其鋼鐵以生柔相雜和用以作刀

劍鋒刃者是也

【時】【採】無時

【用】堅精而脆者

【色】黑

【味】甘

【性】寒

【氣】氣之薄者陽中之陰

【臭】腥

石之金

鐵落無毒

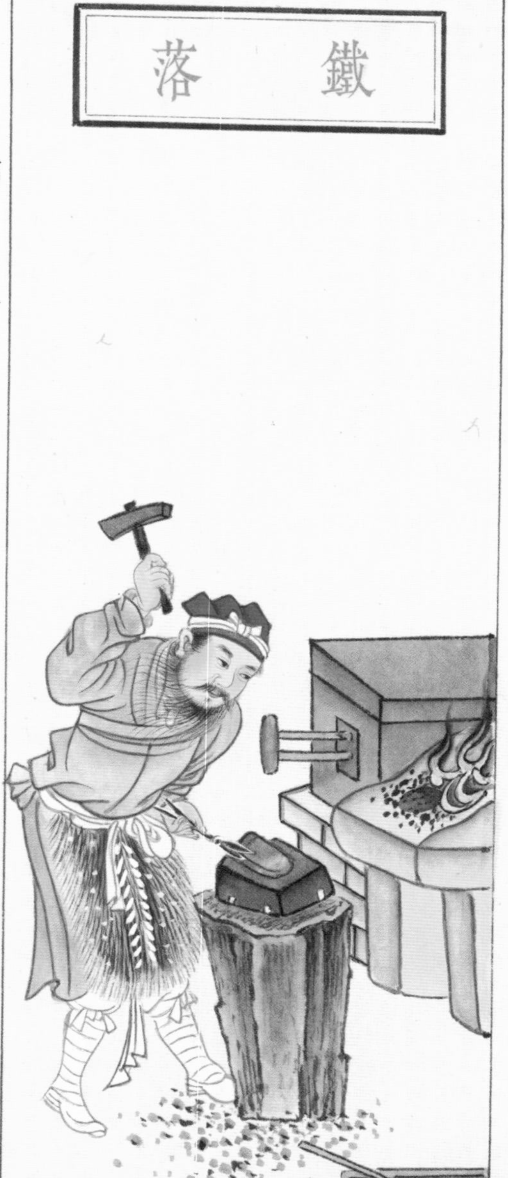

鐵落

鐵落出神農本經主風熱惡瘡瘍疽瘡痂疥氣在皮膚中以上朱字神農本經除胸膈中熱氣食不

下止煩去黑子可以染皂以上黑字名醫所錄

【名】鐵液

【地】【圖經云】出牧羊平澤及祊𤸊城或析城今江南西蜀有爐冶處皆有之其鐵落乃鍛家燒鐵赤沸砧上打落細皮屑俗呼爲鐵花是也

【時】【採】無時

【用】屑

【色】黑

【味】辛甘

性 平散

氣 氣之薄者陽中陰

臭 腥

主 風熱諸瘡

治 療日華子云除心驚邪一切毒蛇蟲及蠶咬漆瘡腸風痔瘻脫肛時疾熱狂并染鬚髮

石之金

鐵華粉 無毒附 鐵亂粉

鐵華粉

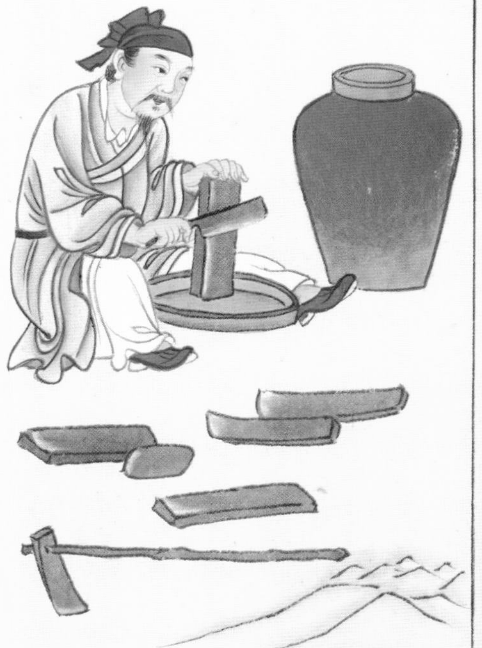

鐵華粉主安心神堅骨髓强志力除風邪養血氣延年變白去百病名醫所錄

【地】圖經曰出江南西蜀有爐冶處皆有之其造鐵華粉之法取鋼鍛作葉如笏或團平面磨錯令光淨以鹽水灑之於醋甕中陰處埋之百日鐵上衣

生鐵華成矣此鐵之精華功用強於鐵粉也日華子云有鐵亂粉止驚悸虛癇鎮五臟去邪氣強志壯筋骨治健忘冷氣心痛痃癖癥結脫肛痔瘻宿食等及傳竹木刺其所造之法與華粉同惟懸於醬瓿上就潤地及刮取霜時研淘去麄汁鹹味烘乾亦入藥用

用　霜

色　紫

味　鹹

性　平　軟

氣 味厚於氣陰中之陽

主 安神養血

製 刮取霜細擣篩入乳鉢研如麵入諸藥用

治 療別錄云治心虛風邪精神恍惚以經使鏵鐵四斤炭火燒令赤投醋中如此七遍即堪打碎如碁子大水二斗浸二七食後服一小盞愈

合 合棗膏爲丸服之隨所冷熱去百病

石之金

鐵精 附鐵爇淬鐵水針砂鍜鑽下鐵屑刀刃犁鑱尖

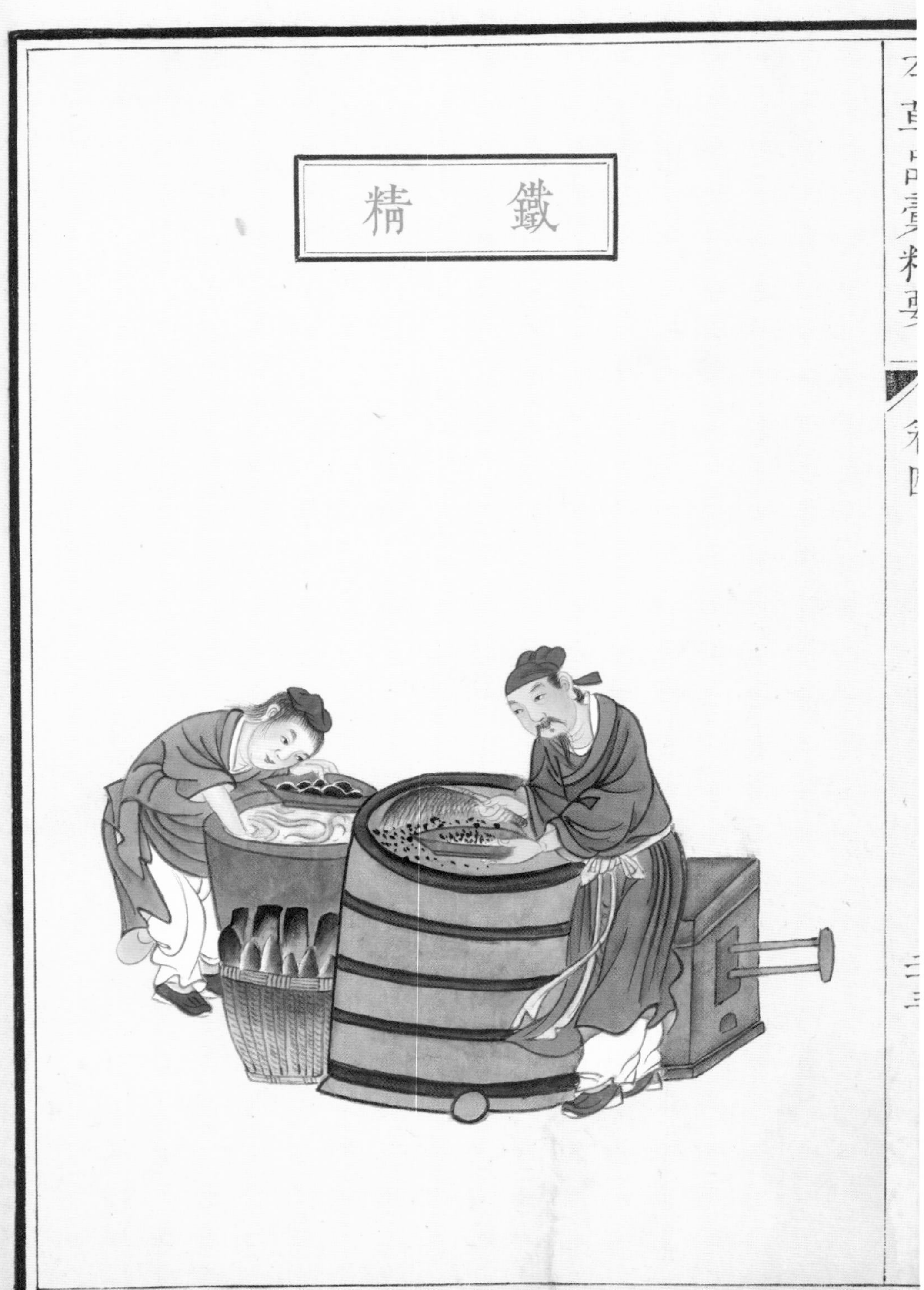

鐵精

鐵精出神農本經 主明目化銅以上朱字神農本經 療驚悸定心氣小兒風癇陰㿉脫肛○鍛鐵下鐵屑味辛平無毒主鬼打鬼注邪氣水漬攪令沫出澄清服之○鐵爇主惡瘡蝕䘌金瘡毒物傷皮肉止風水不入入水不爛手足皸折瘡根結筋瘰癧毒腫染髭髮令永黑並及熱未凝塗之少頃當乾硬項邊癧子以桃核燒熏之又殺蟲立効○淬鐵

水味辛無毒主小兒丹毒飲一合○針砂性平無毒堪染白爲皂及和没石子染鬚至黑飛爲粉功用如鐵粉○刀刃味辛無毒主蛇咬毒入腹者取兩刀於水中相磨飲其汁又兩刀於耳門上相磨敲作聲主百蟲入耳聞刀聲即自出也○鐵屑治驚邪癲癇小兒客忤消食及冷氣並煎汁服之○犁鑱尖浸水名爲鐵精可制朱砂石

亭脂水銀毒以上黑字名醫所錄

【地】圖經曰舊不著所出州郡今江南西蜀有爐冶處皆有之乃鍛鐵竈中飛出如塵紫色而輕虛可以摩瑩銅器者是也日華子云犁鑱尖浸水名爲鐵精二說意實矛盾謹考諸方所用者皆曰鐵精粉誠如經之所云彼犁鑱浸水僅可制朱砂石亭脂水銀毒於治病之功無所取矣及鍛鑽下鐵屑鑽乃鐵砧也此爐冶處打鐵砧下屑耳又鐵蘂以竹木蘂火於刀斧刃上燒之津出如漆者一名刀煙江東人多用之以防水是矣若淬鐵水此打鐵器時堅鐵槽中水也針砂即作針家磨鑢之細末爾若其治病之功

當各適其用焉

【時】【採】無時

【用】粉

【質】類塵而輕虛

【色】紫

【味】辛

【性】平微溫

【氣】氣厚味薄陽中之陰

臭 腥

主 驚悸風癎

治 療 別錄云產後陰下脫以粉推內即入蛇骨刺人毒痛以粉一匕管吹瘡內并傅陰腫小兒因痢肛門脫

合 合羊脂攪令稠布裹炙熱熨陰脫○合雞肝和爲丸桐子大每服五丸酒下治食中有蠱毒腹內堅痛面目青黃淋露骨立病變無常

禁 服多傷肺

鐵漿 有小毒

鐵漿

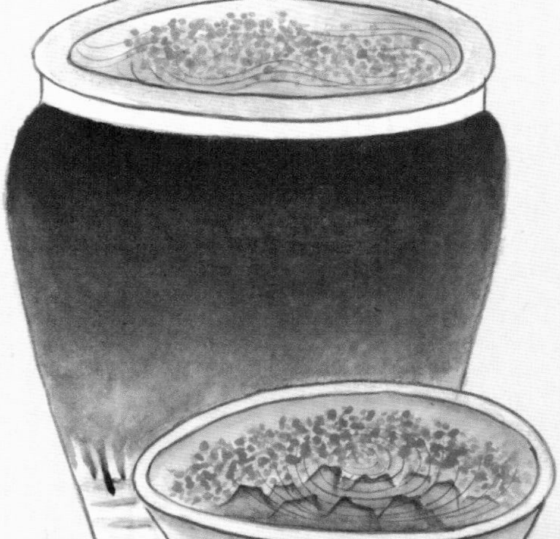

鐵漿主鎮心癲癎發熱急狂走六畜癲狂人爲蛇犬虎狼毒刺惡蟲等嚙服之毒不入內 名醫所錄

【地】圖經曰出江南西蜀有爐冶處皆有之取諸鐵於器中以水浸之經久色青沫出即堪染皂兼解諸毒入腹別說云鐵漿即是以生鐵漬水服餌者日取飲旋入新水日久鐵上生黃膏則力愈勝令人肌體輕健唐太妃所服者乃此也若以染皂者爲漿其酸苦臭澀不可近況服食乎

【時】採無時

【用】漿

【色】青

【味】微鹹

性　寒

氣　味厚於氣陰也

臭　腥

主　癲狂發熱

製　以水浸經久色青沫出者爲度

治　療　別錄云洗消漆瘡并時氣病骨中熱生疱瘡豌豆瘡飲之瘥

石之金

秤錘　無毒附鐵杵故鋸鑰匙　鑄鎢成

秤錘

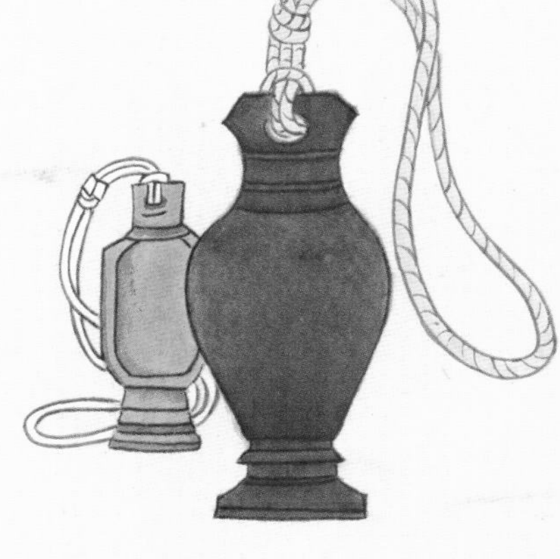

秤錘主賊風止產後血瘕腹痛及喉痹熱塞並燒令赤投酒中及熱飲之時人呼血瘕爲兒枕產後即起痛不可忍無錘用斧名醫所錄

謹按孟子曰權然後知輕重蓋權秤錘也有銅者有鐵者雖皆鎔冶以成之然性質既殊功効亦異用以治病當擇而施之

用　古者佳

色　黑

味　辛

性　温（銅秤錘）平

氣　氣之厚者陽也

臭　腥

【主】產後血瘕腹痛

【製】燒赤漬酒中用

【合】鐵秤錘燒令赤淬酒中飲之治妊娠卒下血○銅秤錘燒令赤淬酒中服之治產難并橫逆產者○鐵杵鐵斧並燒令赤投酒中飲之治婦人橫產○故鋸燒令赤漬酒中及熱飲治誤吞竹木入喉咽出入不得者○鑰匙同生薑醋小便煎服治婦人血噤失音衝惡弱房人煎湯服亦得○鐵杵鐵錢燒令赤投酒中飲之治胞衣不下

石之金

馬銜 無毒

馬銜

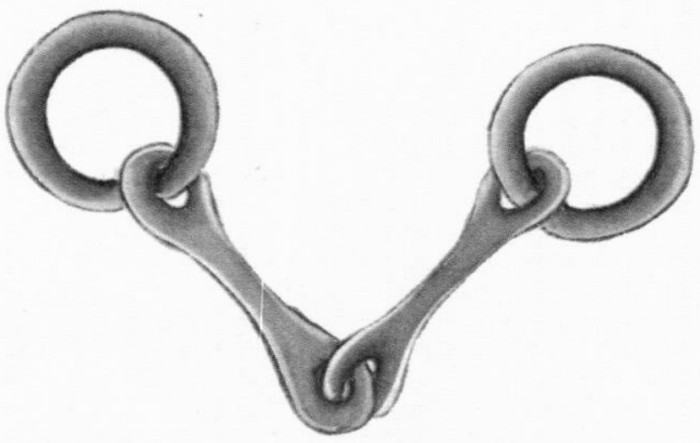

馬銜主難產小兒癇產婦臨產時手持之

亦煑汁服一盞 名醫所錄

【地】《圖經》曰：馬銜即馬勒口鐵也，處處有之，古舊鋌者堪作醫家鍼用。

謹按：鐵體堅重，其性鎮墜，故有治癇之功。馬乃行地無疆，則順而健矣。夫欲馳者必藉勒以先之，故用催生亦取其健順之義爾。

【色】黑

【味】微鹹

【性】平

【氣】味厚於氣，陰中之陽

【臭】腥

主 婦人難產小兒驚癇

製 煑汁用

治 療 別錄云走馬喉痺喉中深腫連頰壯熱吐氣數者用馬銜一具水三大盞煎取一盞半分爲三服

石之石

太陰玄精 無毒 附 鹽精 滷地生

解州太陰玄精

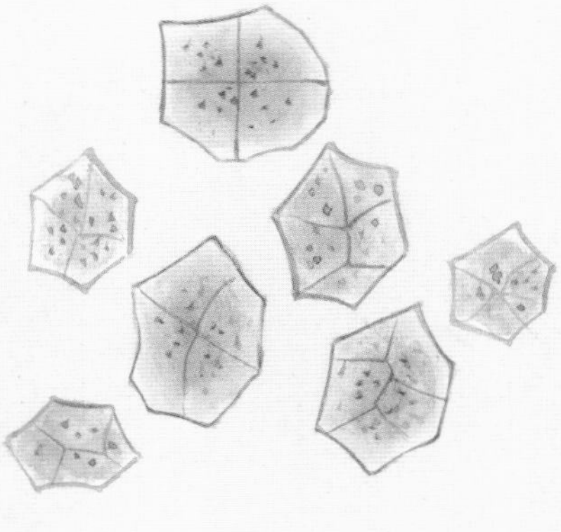

解州鹽精

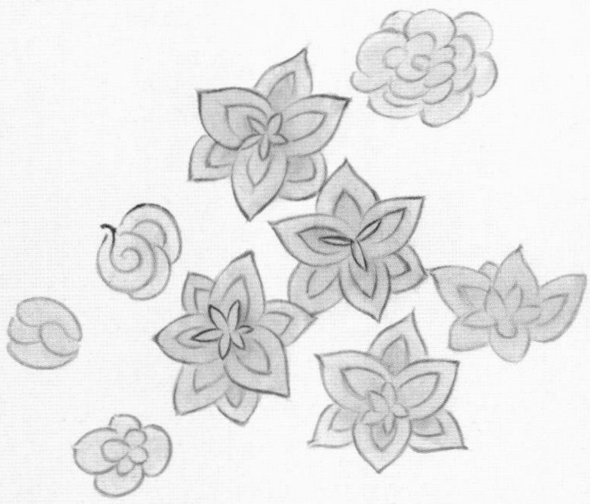

太陰玄精主除風冷邪氣濕痹益精氣婦人痼冷漏下心腹積聚冷氣止頭疼解肌名醫所錄

地　圖經曰出解縣解池及通泰州積鹽倉中亦有之其色青白如龜背者佳蓋稟陰數而成故有六出因名太陰玄精也近地亦有色赤青白大片者次之沈存中云大鹵之地即生陰精石是也解池一種鹽精無毒味更鹹苦青黑色大者三二寸形似鐵鏵觜三月四月採亦主除風冷又名泥精蓋玄精之類也古方不見用者近世補藥及治傷寒多用之

【時】〔生〕無時〔採〕無時

【用】龜背者爲好

【質】類井泉石

【色】青白

【味】微鹹

【性】溫輭

【氣】味厚氣薄陰中之陽

【臭】朽

【主】益精氣消積聚

【製】研細用

【合治】合消石硫黃各二兩硇砂一兩細研入甆瓶中固濟以火半斤於瓶子周一寸熁之約半日候藥青紫色住火待冷取出用臘月雪水拌令勻濕入甆罐中放屋後北陰下陰乾又入地埋二七日取出細研以麵糊和丸如雞頭實大先用熱水浴後以艾湯研下一丸以衣葢出汗名正陽丹療傷寒三日頭痛壯熱四肢不利

石之金

車轄 無毒

車轄

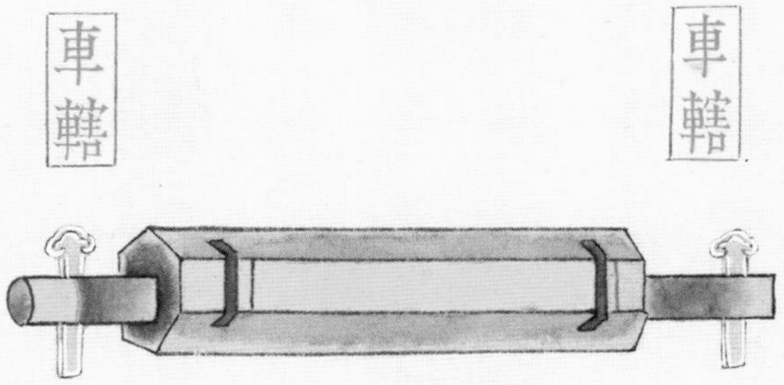

車轄

車轄

車轄主喉痹及喉中熱塞燒令赤投酒中及熱飲之名醫所錄

謹按轄與牽同即軸頭金也以脂膏塗之使其滑澤設之而後行不駕則脫之詩所謂載脂載牽還車言邁遄臻于衛實取回旋至速之義今療喉痹用之以其鐵體鎮重而所稟之捷速爾

【用】鐵

【色】黑

【味】鹹

【性】平寒

【氣】味厚於氣陰也

臭　腥

主　喉閉

製　燒赤淬酒用

治　療別錄云治小兒大便失血用一枚燒赤內水中服

畣　用火燒赤投酒中候冷飲之療妊娠咳嗽

釭中膏

釭中膏

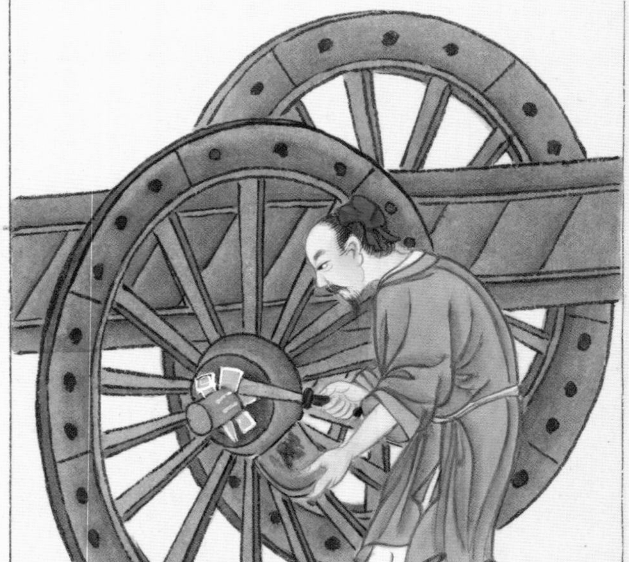

釭音工中膏主逆產以膏畫兒腳底即正又主中風發狂取膏如雞子大以熱醋攪令消服之名醫所錄

謹按周禮考工記曰轂也者以爲利轉也轂非正不行然車之用在轂轂之用在釭蓋釭乃轂中之鐵其軸端鐵曰鐧轂中鐵曰穿鐧穿之外有捎釘曰轄穿即釭也引重致遠欲其滑利故用油以潤之鐧穿轄磨蕩日久遂成脂膏因其流行無滯所以取治逆産而有轉正速下之功前人立意殊深切矣

用 脂垢

色 黑

臭 腥

主 中風逆産

治 廃别錄云諸蟲入耳取塗耳孔中即出

合 合酒服治妊娠婦熱病○燒末合酒調服療妊娠腹中痛○釭頭脂内酒中溫服療産後陰脫亦治咳嗽

車脂 無毒

車脂

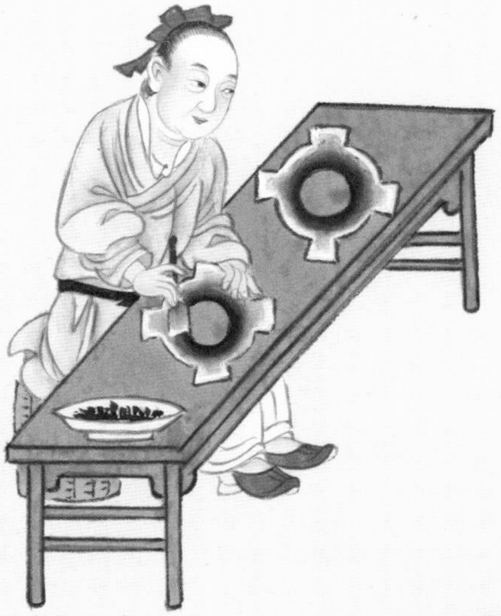

車脂主卒心痛中惡氣以溫酒調及熱攪服之又主婦人妒乳乳癰取脂熬令熱塗之亦和熱酒服名醫所錄

【地】此即行使車穿上油脂是也今北地多有之

收 甆器貯之

用 脂

色 黑

味 辛

性 散

氣 氣厚於味陽也

臭 腥

主 瘡癰

治

療陳藏器云消蝦蟇及蝌蚪蠱得之心腹脹滿口乾思水不能食悶亂大喘而氣發者以半升漸漸服之其蠱即出并治小兒驚啼取一豆許內臍中瘥

合

合綿裹塞耳中療聤耳膿血出

石之金

銀膏無毒

鍊成

銀膏

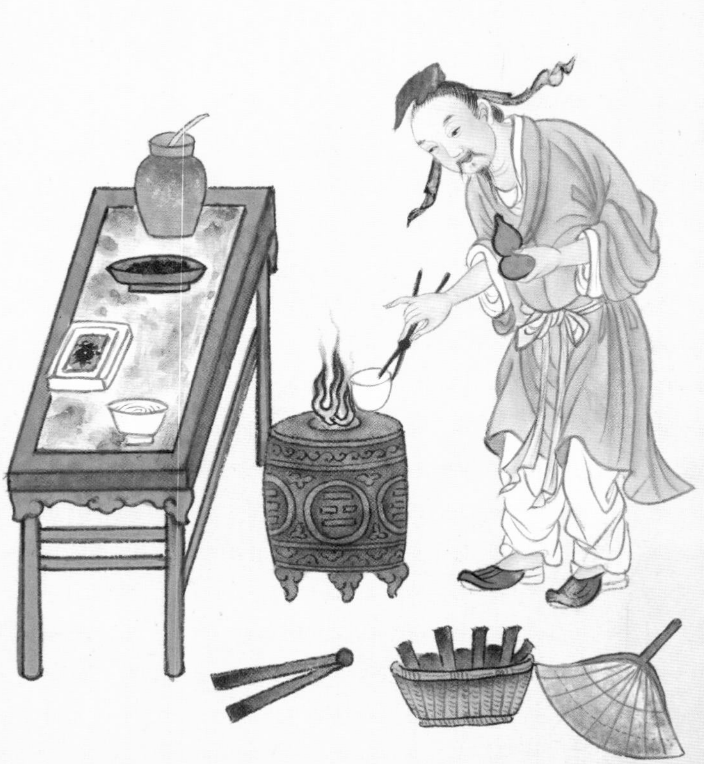

銀膏主熱風心虛驚癇恍惚狂走膈上熱頭面熱風衝心上下安神定志鎮心明目

利水道治人心風健忘名醫所錄

地 圖經曰此膏以符陵平土水銀和百錫及銀薄合成之凝硬如銀堪補牙齒缺落

謹按本經合鍊之法未詳詢之方士備云其法先以汞一百分銀箔四十五分殺作泥子後用白錫九百分內鐵鍋中火鎔成汁出爐約人行二十步將泥子投入令勻則成膏矣其鍊之法以人行二十步爲則者恐錫太熱則汞飛走太冷則錫堅凝與其不相合也時經試鍊果如所言

質　類銀

色　白

味　辛

性　大寒散

氣　氣之薄者陽中之陰

臭　朽

主　安神定志淸心明目

石之石

黑羊石

土生

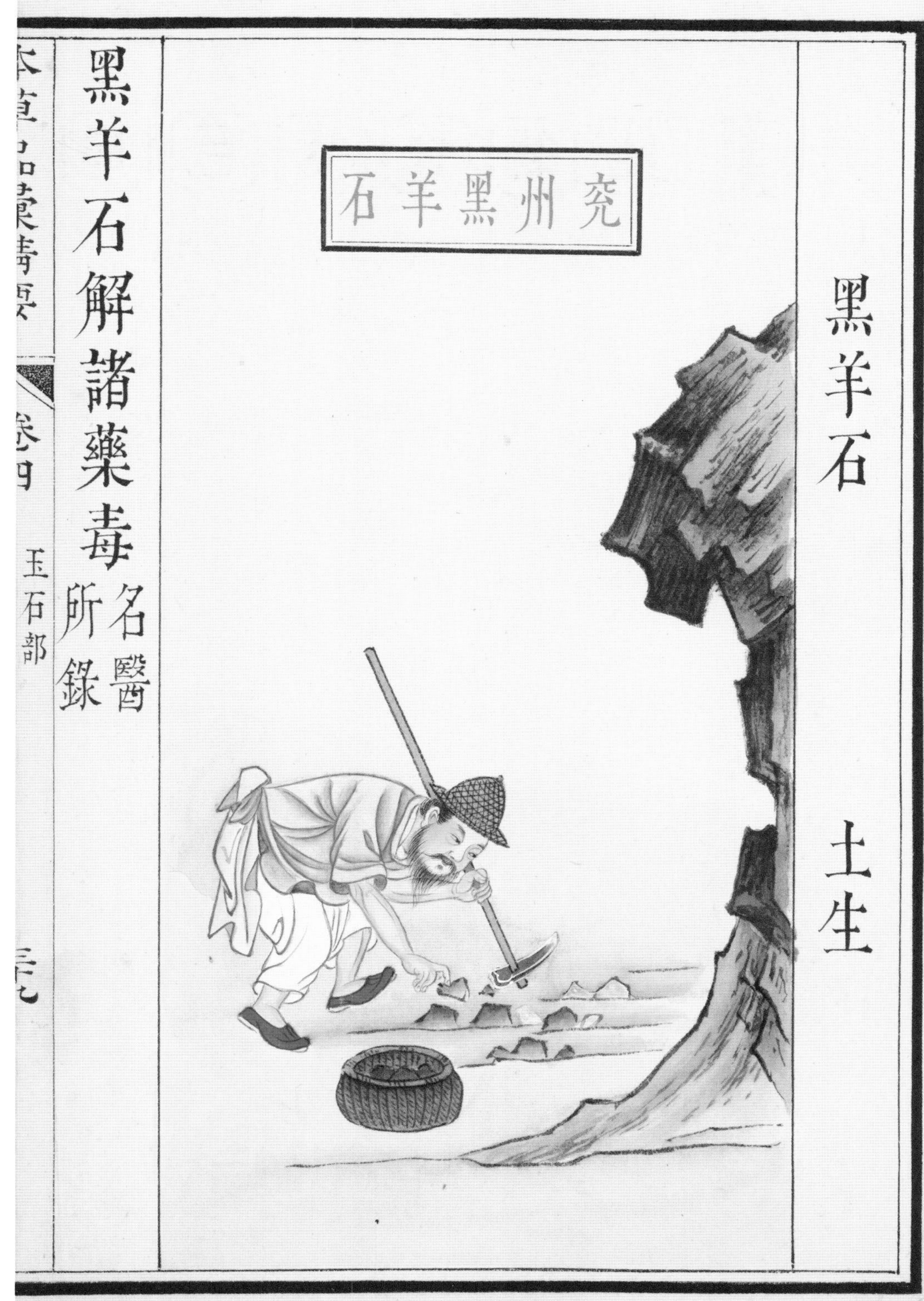

黑羊石解諸藥毒 名醫所錄

地 圖經曰生兗州宮山之西春中掘地採之以黑色有墻壁光瑩者爲上

時 採春月取

質 類方解石

色 黑

味 淡

性 熱

氣 氣厚味薄陽中之陰

臭 朽

【製】研細水飛用

石之石

白羊石 無毒

土生

兗州白羊石

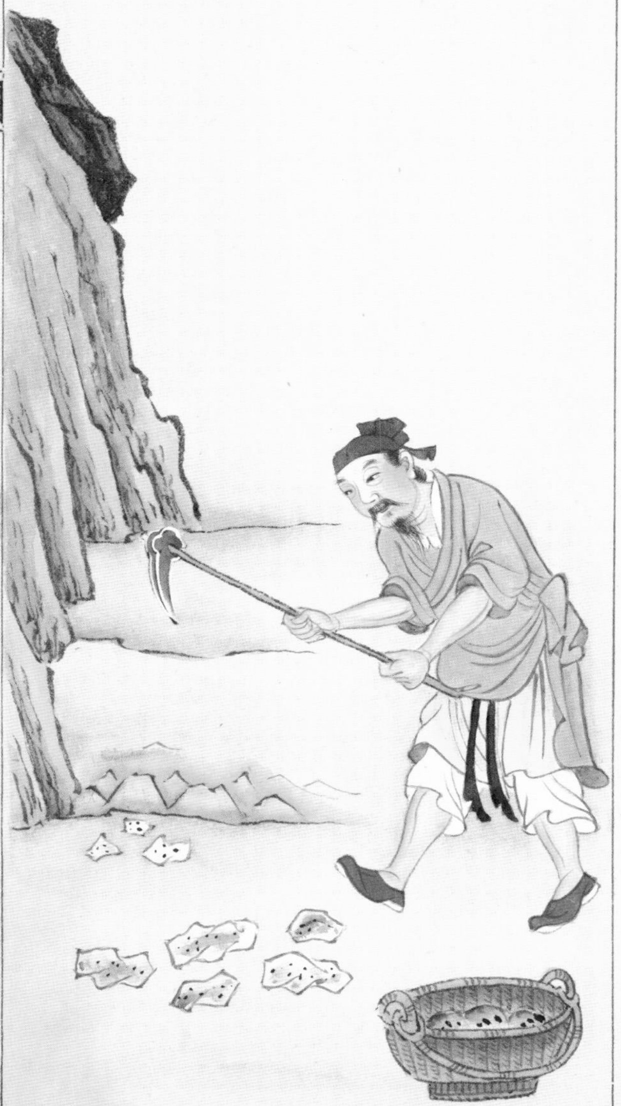

白羊石解衆藥毒 名醫所錄

【地】圖經曰生兗州白羊山春中掘地取之以白瑩者爲良

【時】採春月取

【色】白

【味】淡

【性】生冷熟熱

【氣】氣味俱薄陰中之陽

【臭】朽

【製】研細水飛用

石之石

膚青 無毒 石生

膚青 出神農本經 主蠱毒及蛇菜肉諸毒惡瘡

以上朱字神農本經 不可久服令人瘦 以上黑字名醫所錄

【名】推青 推石

【地】【別錄云】生益州川谷俗方及仙經並無用此者亦相與不復識

【色】青

味 辛鹹

性 平散輭

氣 氣味俱薄陰中之陽

主 惡瘡諸毒

石之石

石蛇 無毒

石生

南恩州石蛇

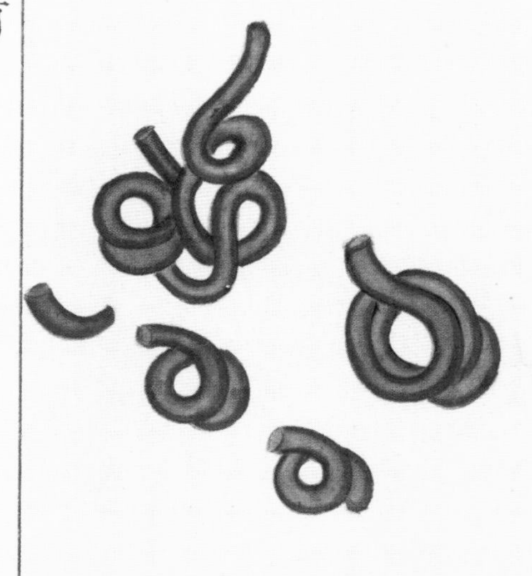

石蛇主解金石毒 名醫所錄

地 圖經曰 出南海水傍山石間其形盤屈如蛇無首尾內空紅紫色又如車螺不知何物所化大抵與石蠏同類功用亦相近 衍義曰 本經不收自開寶本草添附其色如古墻上土盤結如楂梨大中空兩頭巨細一等不與

石蝌同類蝌則真蝌也蛇非真蛇今人用之絶少

時　採無時

用　左盤者爲好

質　類蛇而無首尾

色　紅紫

味　鹹

性　平輭

氣　味厚於氣陰中之陽

【臭】朽

【製】研細水飛用

二十種陳藏器餘

鼠壤土主中風筋骨不隨冷痹骨節疼手足拘急風掣痛偏枯死肌多收取暴乾用之

屋內壖下蟲塵土治惡瘡久不差乾傅之亦油調塗之

鬼屎主人馬反花瘡刮取和油塗之生陰
濕地如屎亦如地錢黄白色
寡婦床頭塵土主人耳上月割瘡和油塗
之効也
牀四脚下土主猘犬咬人和成泥傅瘡上
灸之一七壯瘡中得犬毛者愈猘犬狂犬
也
尨甑主魘寐不寤覆人面疾打破之覺好

魘及無夢取火燒死者灰著枕中履中即止

甘土無毒主去油垢水和塗之洗膩服如灰水主草葉諸菌毒熱湯末和之出安西及東京龍門土底澄取之

二月上壬日取土泥屋四角大宜蠶也

柱下土無毒主腹痛暴卒者末服方寸匕

胡鷰窠內土無毒主風瘙癮疹末以水和

傅之又巢中草主卒溺血燒爲灰飲服又主惡刺瘡及浸滛瘡遍身至心者死亦用之

道中熱塵土主夏中熱暍死取土積心口少冷即易氣通則甦亦可以蓼汁灌之

正月十五日燈盞令人有子夫婦共於富家局會所盜之勿令人知之安臥床下當月有娠

仰天皮無毒主卒心痛中惡取人膏和作丸服之一七丸人膏者人垢汗也揩取仰天皮者是中庭內停污水後乾地皮也取卷起者一名掬天皮亦主人馬反花瘡和油塗之佳

蟻穴中土取七枚如粒和醋搽狐刺瘡

古塼熱燒之主下部久患白痢膿泄下以物裹上坐之入秋小腹多冷者亦用此古

塼煑汁服之主噦氣又令患處熨之三五度差又主婦人帶下五色俱治之取黃塼石燒令微赤熱以麵五味和作煎餅七箇安塼上以黃瓜蔞傅麵上又以布兩重患冷病人坐上令藥氣入腹如熏之有蟲出如蠶子不過三五度差

富家中庭土七月丑日取之泥竈令人富勿令人知

百舌鳥窠中土末和釅醋傅蚯蚓及諸惡
蟲咬瘡
豬槽上垢及土主難產取一合和麵半升
烏豆二十顆煑取汁服之
故茅屋上塵無毒主老嗽取多年煙火者
拂取上塵和石黃欵冬花婦人月經衣帶
爲末以水和塗于茅上待乾內竹筒子中
燒一頭以口噏之入咽喉數數咽之無不

差也

諸土有毒怪曰墳羊掘土見之不可觸已出上土部土有氣觸之令人面黃色上氣身腫掘土處謹之多斷地脉古人所忌地有仰穴令人移也

本草品彙精要卷之四

本草品彙精要卷之五

玉石部下品之上

九種神農本經朱字

四種名醫别錄黑字

三種唐本先附注云唐附

一十種宋本先附注云宋附

一種唐慎微附

一種今補

二十種陳藏器餘

已上總四十八種

內一十七種今增圖

伏龍肝今增圖　石灰　礐石

砒霜宋附砒黃附　鐺墨宋附百草霜附今增圖　硇砂唐附

鉛丹今增圖　鉛宋附鉛灰附　粉錫

錫灰今補　東壁土好土𡋯土檳榔附今增圖　赤銅屑唐附銅器附今增圖

錫銅鏡鼻古鑑附今增圖　銅青宋附今增圖　井底砂唐愼微附今增圖

六天氣　梅雨水　醴泉
甘露蜜　冬霜　雹
温湯　夏氷　方諸水
乳穴中水　水花　赤龍浴水
糧罌中水　甑氣水

本草品彙精要卷之五

石部下品之上

土之土

伏龍肝無毒

伏龍肝

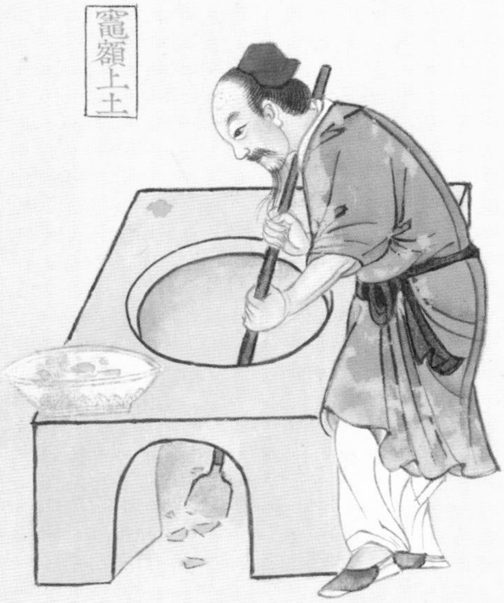

竈額上土

伏龍肝主婦人崩中吐血止欬逆止血消癰腫毒氣名醫所錄

【地】【圖經曰】此竈中對釜月下黃土也以竈有神故號爲伏龍肝并以迂隱其名爾【雷公云】凡使勿誤用竈下土其伏龍肝是十年以來竈額內火氣積久結如赤色石中黃其形貌八稜者是【丹房鏡源云】伏龍肝或經十年者竈下掘深一尺其片紫瓷色者可用

謹按三說然雖皆取於竈但今所用並以竈中對釜月下經久者療疾多効與圖經所言脗合用之無疑矣

時 生無時 採無時

用 土

色 紫

味 辛

性 微温散

氣 氣之厚者陽也

臭 腥

主 調血消毒

【製】研細羅過用

【治】【療】【圖經曰】消化積滯【日華子云】止鼻洪腸風帶下血崩泄精尿血催生下胞及小兒夜啼及中風心煩恍惚【別録云】治鬼魘不寤及諸腋臭

【合】合四交道土爲末飲兒辟夜啼○爲末合醋調塗癰腫

石之土

石灰 有毒 鍜成

石灰

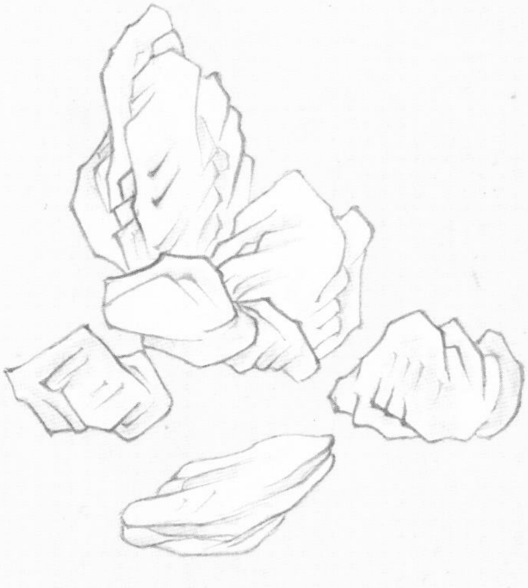

石灰 出神農本經 主疽瘍疥瘙熱氣惡瘡癩疾死肌墮眉殺痔蟲去黑子瘜肉 以上朱字神農本經

療髓骨疽 以上黑字名醫所錄

名 惡灰 希灰 石堊 鍛石 石鍛

地 圖經曰生中山川谷及所在近山處皆有之今之作窰燒青石爲灰也有風化水化兩種其風化者以經鍛灰塊置風中自解此爲有力水化者以水沃之即熱蒸而解其力差劣矣

時 採無時

用 風化者爲勝

色 白

味 辛甘

性 温散

【氣】氣味俱厚陽也

【臭】腥

【主】止血生肌

【製】雷公云凡使用醋浸一宿漉出待乾下火鍛令腥穢氣出用瓶盛著窨盖放冷拭上灰令淨細研用

【治】療藥性論云治瘑疥蝕惡肉止金瘡血日華子云療白癜癧瘍癜疵及婦人粉刺痔瘻疽瘡瘻贅疣子又產後陰不能合濃煎湯熏洗差

補日華子云煖水臟

【合】五月五日採蘩蔞葛葉鹿活草槲葉芍藥地黃葉蒼耳葉青蒿葉合石灰擣爲團如雞卵暴乾爲末療金瘡生肌神驗○合百草團爲末治金瘡或以臘月黃牛膽取汁溲和却內膽中掛之當風百日研之亦治金瘡○合水調如粥浸好糯米粒全者半置灰中半在外經宿取糯米點入面上黑黶○合醋調如泥療口喎斜者左喎塗右右喎塗左立便牽正

【禁】不入湯藥妊娠不可服

石之石

礜石 有毒　石生

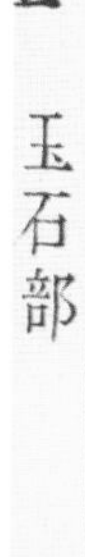

階州礬石

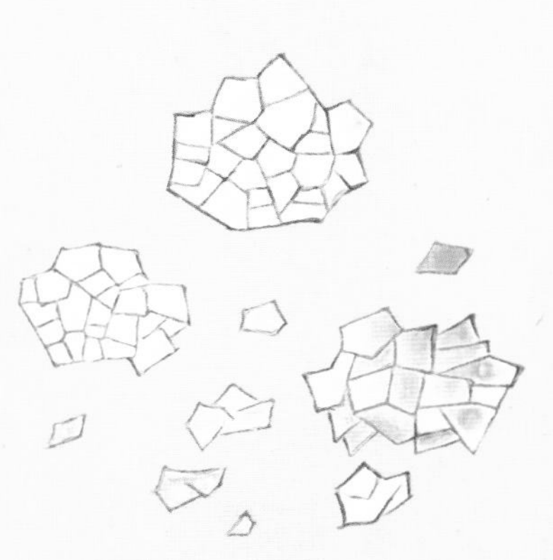

潞州礬石

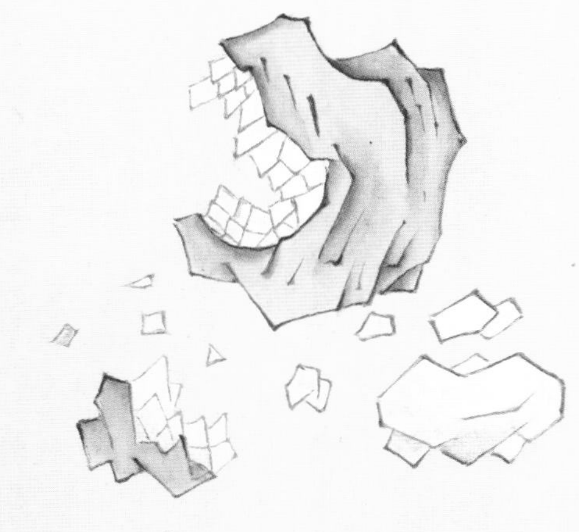

礜石 出神農本經 主寒熱鼠瘻蝕瘡死肌風痹腹中堅癖邪氣 以上朱字神農本經 除熱明目下氣除膈中熱止消渴益肝氣破積聚痼冷腹痛去鼻中瘜肉火鍊百日服一刀圭 以上黑字名醫所錄

【名】青分石 食鹽 立制石 鼠鄉 太白石 澤乳 固羊石 白礜玉

【地】圖經曰生漢中山谷及少室今潞州亦有焉其性大熱置水中令水不冰質堅而能拒火燒之一日夕但解散而不奪其堅市人多取潔白細理石

當之燒即爲灰也此石惟攻擊積聚痼冷之病亦能柔金眞者乃佳唐本注云今漢川武當西遼坂名礜石谷此即是其眞出處少室亦有粒細理不如漢中者入藥必須煅鍊盖其有毒故也

時 採十二月取

收 甆器盛貯

質 類晋礬

色 白

味 辛甘

【性】大熱生温熟熱

【氣】氣味俱厚陽也

【臭】朽

【主】消積聚除風冷

【助】得火良棘針鉛丹爲之使

【反】畏水惡馬目毒公鷺屎虎掌細辛

【製】火煅研細水飛用

【治】【療】【圖經曰】治冷積聚【藥性論云】除胸膈間積氣去冷濕風痹瘙痒皆積

年者【衍義】曰消久
積及久病胸腹冷
【合治】礜石錬合乾薑桂心皂莢桔梗各三
兩附子二兩蜜丸桐子大服五丸療
寒冷
百病
【禁】久服令人筋攣不錬服之則殺人及
百獸
【忌】羊血

石之土

砒霜 大毒 附砒黄 土生

砒霜

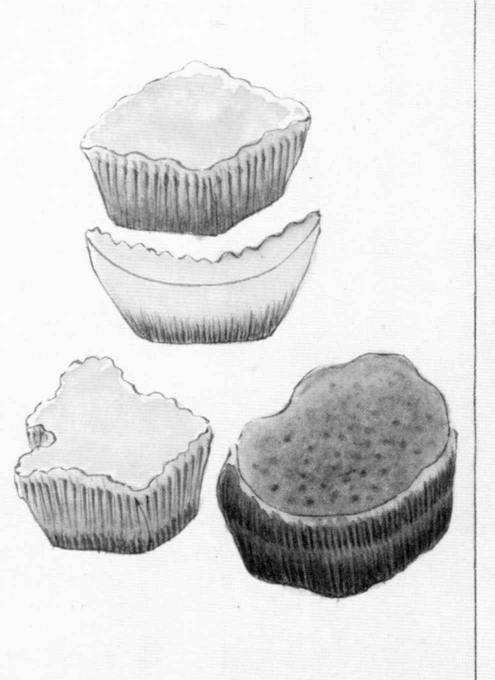

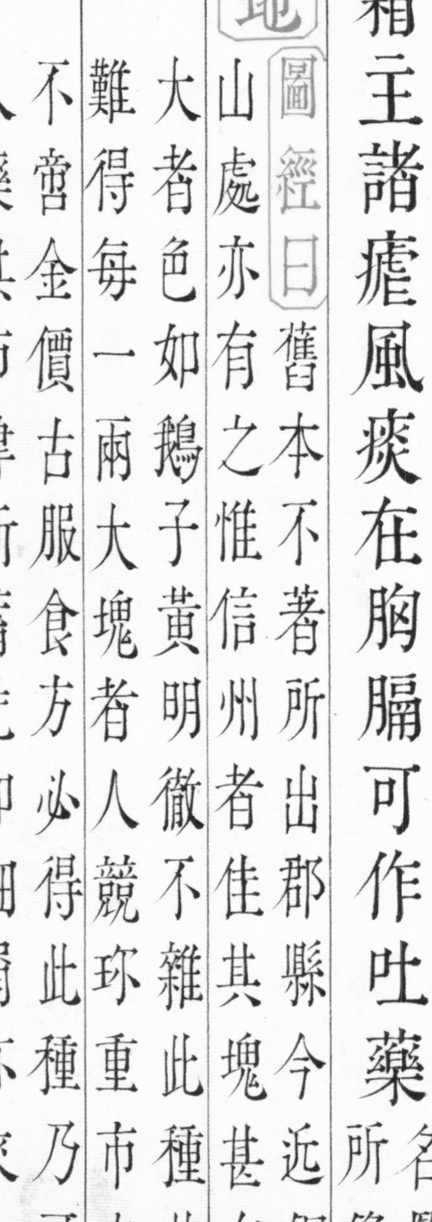

砒霜主諸瘧風痰在胸膈可作吐藥名醫所錄

地 圖經曰舊本不著所出郡縣今近銅山處亦有之惟信州者佳其塊甚有大者色如鵝子黄明徹不雜此種甚難得每一兩大塊者人競珎重市之不啻金價古服食方必得此種乃可入藥其市肆所蓄片如細屑亦夾土

石入藥服之爲害不淺【衍義曰】今信
州鑿坑井下取之其坑官常封鎖甚
嚴坑中有濁淥水先絞水盡然後下
鑿取生砒謂之砒黃其色如牛肉或
有淡白路謂石非石謂土非土治病
雖有功不可造次服也取砒之法將
生砒就置火上以器覆之令砒煙上
飛着覆器遂凝結纍然下垂如乳尖
長者爲勝平短者次之圖經云大塊
者其大塊是下等片如細屑者極下
也入藥當用如乳尖長者佳【別錄云】
初取飛燒霜時人在上風十餘丈外
立下風所近草木皆死又多見以和
飯毒鼠若猫犬食死鼠者亦死其毒
猛於射
罔遠矣

時　生　無時
　　採　無時

用　如乳尖長者佳

色　黃白

味　苦酸

性　泄

氣　味厚於氣陰中之陽

臭　臭

主　諸瘧

【反】畏菉豆冷水醋

【製】【雷公云】凡使用小蘗瓶子盛後入柴背天葵石龍芮二味三件便下火煆從巳至申便用甘草水浸從申至子出拭乾入瓶盛於火中煆別研三萬下用之

【治】【療日華子云】砒霜除婦人血氣衝心痛落胎○砒黄袪瘧疾腎氣帶辟蚤蝨【別錄云】砒霜療卒中風昏憒若醉痰涎壅○四肢不收用如菉豆大研以新汲水調下少許用熟水投大吐即愈

【合治】末二兩合膠清塗之治毒蛇尿草木着人似刺剳便腫痛肉爛若手脚着

之節即墮落○砒黃一錢合麝香半錢研細先用紙條子以生油塗之後摻藥末在上少用末剪作小紙片碁子大看大小用挿在爛動處治小兒牙宣常有鮮血不止牙斷臭爛○信州砒黃細研合濃墨汁丸如桐子大於銚子内炒令乾後用竹筒子盛要用於所患處炙破或針將藥半丸敲碎貼之以自然蝕落爲度

覺藥盡更貼少許療瘰癧

〔禁〕不可輕服能傷人妊娠不可服

〔解〕誤中其毒以冷水研菉豆漿飲之及得石腦油即伏

鍋墨 無毒 附百草霜

鐺墨

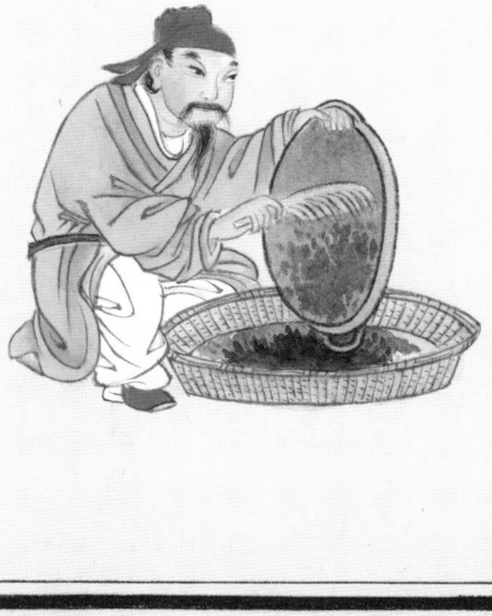

鐺墨主蠱毒中惡血暈吐血以酒或水細研温服之亦塗金瘡生肌止血名醫所錄

地

謹按鐺墨是鐺底煤也又有竈額上墨謂之百草霜然百草霜入藥必須山野人家釜底者爲勝蓋因取雜草供爨得衆草之性故有是名張仲景

黑奴丸以此二味及梁上塵同用葢其功力相近百草霜治證舊本混收鍛竈灰條下今移附于此

時 生無時 採無時

用 霜

質 類窑煤

色 黑

臭 朽

主 止血

【製】研細用

【治】療別錄云治鼻氣壅塞不通者水調服又逆產以手中指取墨交畫兒足下即順生

【含】合酒塗舌下療舌卒腫如豬胞狀滿口者不治須臾死○合熱小便調下二錢匕療心痛○以五錢合鹽一錢熟水調頓服療中惡心痛欲絕○合酒服療轉筋入腸中欲轉者○百草霜二錢合狗膽汁一處拌勻分作兩服以當歸酒調下療婦人崩中○百草霜末合米飲調下二錢治暴瀉痢○百草霜合白芷等分每服二錢童子小便醋各少許調勻更以熱湯化

開服療逆生橫生瘦胎妊娠產前產後虛損月候不調崩中不過二服瘥

○百草霜合膩粉少許研細生油調塗療頭瘡及諸熱瘡先用醋少許和水淨洗去痂再用水洗裛乾然後塗之

禁 瘡生在面慎勿塗之黑入肉如印

石之水

硇砂有毒　石生

硇砂

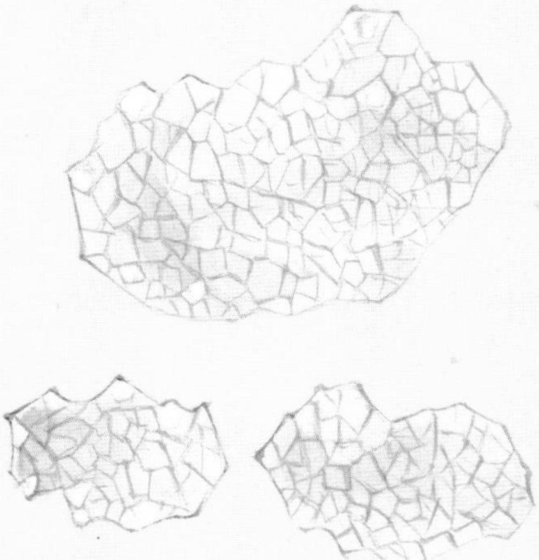

硇砂主積聚破結血爛胎止痛下氣療欬嗽宿冷去惡肉生好肌柔金銀可爲銲音旱

藥名醫所錄

名　北庭砂　狄鹽　濃沙　氣砂

地 圖經曰 出西戎今西凉夏國及河東陝西近邊州郡亦有之其北庭者爲上然西戎來者顆塊光明大者如拳重三五兩小者如指入藥最緊亦能消五金八石邊界出者雜碎如麻豆粒又夾砂石用之須飛澄去土石訖亦無力矣彼人謂之氣砂此物多食腐壞人腸胃生用又能化人心爲血固非平居可餌者西土用淹肉炙以當鹽食之無害葢積習之久若魏武啖野葛不毒之義也本經云柔金銀可爲銲藥今人作銲藥乃用硼砂此則不甚須也 衍義曰 金銀有僞投硇砂於鎔窩中其僞物盡消況人腹中有久積豈不潰腐乎

【時】【生】無時　【採】無時

【收】甆器貯之

【用】光明大者佳

【質】類牙消

【色】白

【味】鹹苦辛

【性】温輭

【氣】氣味俱厚陽中之陰

臭 腥

主 破積聚結血去惡肉生肌

反 畏漿水一切酸物

製 日華子云凡修製以黃丹石灰作櫃鍛赤用之無毒或水飛過入甆器中以重湯煑之使其自乾而殺其毒及去塵穢也

治 療藥性論云伏錬者除冷病大益陽事日華子云益水臟暖子宮消冷癖瘀血宿食不消氣塊痃癖及血崩帶下惡瘡息肉食肉飽脹女人血氣心疼須修製可服陳藏器云婦人丈夫積病血氣不調痰飲喉

中結氣反
胃吐水

禁 誤服生癰腫多食腐壞人腸胃

忌 羊血

解 服此藥毒研生菉豆汁飲一二升解之

鉛丹 無毒

鉛丹

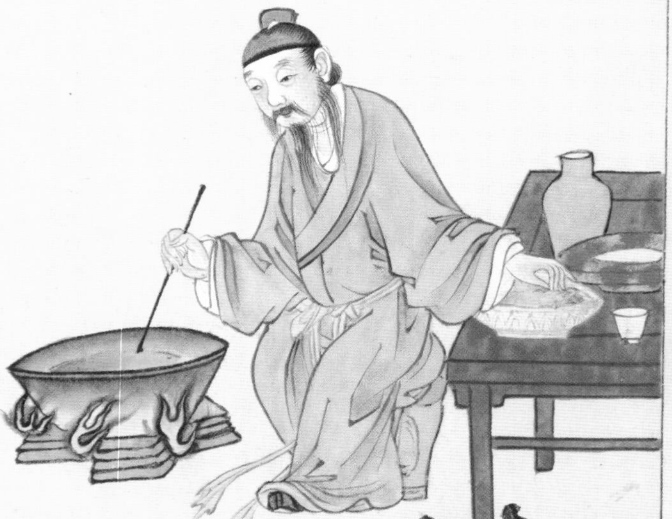

鉛丹 出神農本經 主吐逆胃反驚癇癲疾除熱下氣鍊化還成九光久服通神明 以上朱字神農

本經止小便除毒熱臍攣金瘡血溢以上黑字名醫所錄

名 鉛華 黃丹

地 別錄云出蜀郡平澤即今熬鉛而成者也其製法以鉛一斤土硫黃一兩消石一兩先鎔鉛成汁下醋點之滾沸時下土硫黃一小塊續更下消石少許沸定再點醋依前下消黃少許待消黃沸盡炒爲末乃成丹也

時 生無時 採無時

用 細膩無砂者

【色】紅黃

【味】辛

【性】微寒

【氣】氣之薄者陽中之陰

【臭】朽

【主】生肌肉止疼痛

【製】水飛過細研炒紫色用

【治】【療】藥性論云治驚悸狂走嘔逆消渴煎膏止痛生肌【日華子云】鎮心安

神除反胃止吐血及嗽傳金瘡長肉及湯火瘡染鬚髮【別録云】小兒重舌用安舌下及逆產以刀圭塗兒蹠下即順

【合】合醋調塗療蝎螫○合百草霜各等分研空心米飲調服二錢七療瘧疾於發日服○合蜜水服二錢七療小兒瘧疾冷即以酒和服○眞丹方寸七合蜜三合和服之療忤中惡心腹疼痛腹滿氣衝心胸如口噤者折齒灌之○黄丹四兩米醋半升同煎乾却用炭火鍛透紅研爲末以粟米飲丸如桐子大名碧霞丹酒下七丸療吐逆立効○合白礬各二兩爲末用三角磚相鬬七寸紙鋪磚上先以丹鋪紙上次以礬鋪丹上然後用紙扭

却將十斤柳木柴燒過研爲末名驅
風散每用二錢温酒調下療風癎○
合醋調塗
蝎螫毒

石之金

鉛 無毒 附鉛灰 土生

鉛

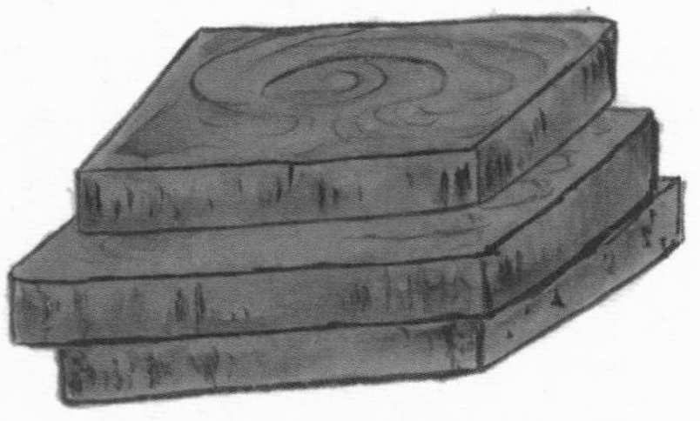

鉛主鎮心安神治傷寒毒氣反胃嘔噦蛇蜴所咬炙熨之名醫所錄

【地】【圖經曰】鉛乃青金也生蜀郡平澤【別錄云】鉛鹹鉛者不出銀熟鉛是也嘉州隴陀利州出鉛精之葉深有變形之狀文曰紫背鉛鉛能碎金鋼鑽草節鉛出嘉州打着碎如燒之有硫黄臭煙者信州鉛盧氏鉛此麤惡用時直須濾過陰平鉛出劒州是鐵之苗鉛黄花投汞中以文武火養自浮面上掠刮取炒作黄丹色鈞脚鉛出雅州山洞溪砂中形如皂子又如蝌蚪子黑色此皆禀北方壬癸陰極之精而生也又有鉛灰其法取鉛三兩鐵

器中熬之火當有脚如黑灰治瘰癧有効故附于此

時　生無時　採無時

質　類錫而輭

色　黑

味　甘

性　緩

氣　氣之薄者陽中之陰

臭　朽

【主】鎮心神消惡瘡

【合治】以一斤合甘草三兩微炙剉用酒一㪷著空瓶在傍先以甘草置在酒瓶内然後鎔鉛投在酒瓶中却出酒在空瓶内取出鉛依前鎔後投如此者九度并甘草去之只留酒治發背及諸般癰毒瘡令飲醉寢即愈○以半斤内大鍋中鎔成汁旋入桑條灰柳木攪令成砂后以熟絹羅爲末每日早晨如常揩牙齒後用温水漱在盂内取其水洗眼治諸般眼疾鬚髮黄白者用之皆變黑也○以一斤乾鍋中鎔成汁投酒一升如此十數廻候酒至半升去鉛頓服之療金石藥毒○以三兩鐵器中熬之久當有脚如

黑灰取此灰合臘月猪脂塗瘰癧上仍以舊帛貼之數數去帛拭惡汁又貼如此半月許亦不痛不破不作瘡但內消之爲水差雖流過項亦差

禁

性濡滑服之多陰毒傷人心胃

金之土

粉錫 無毒

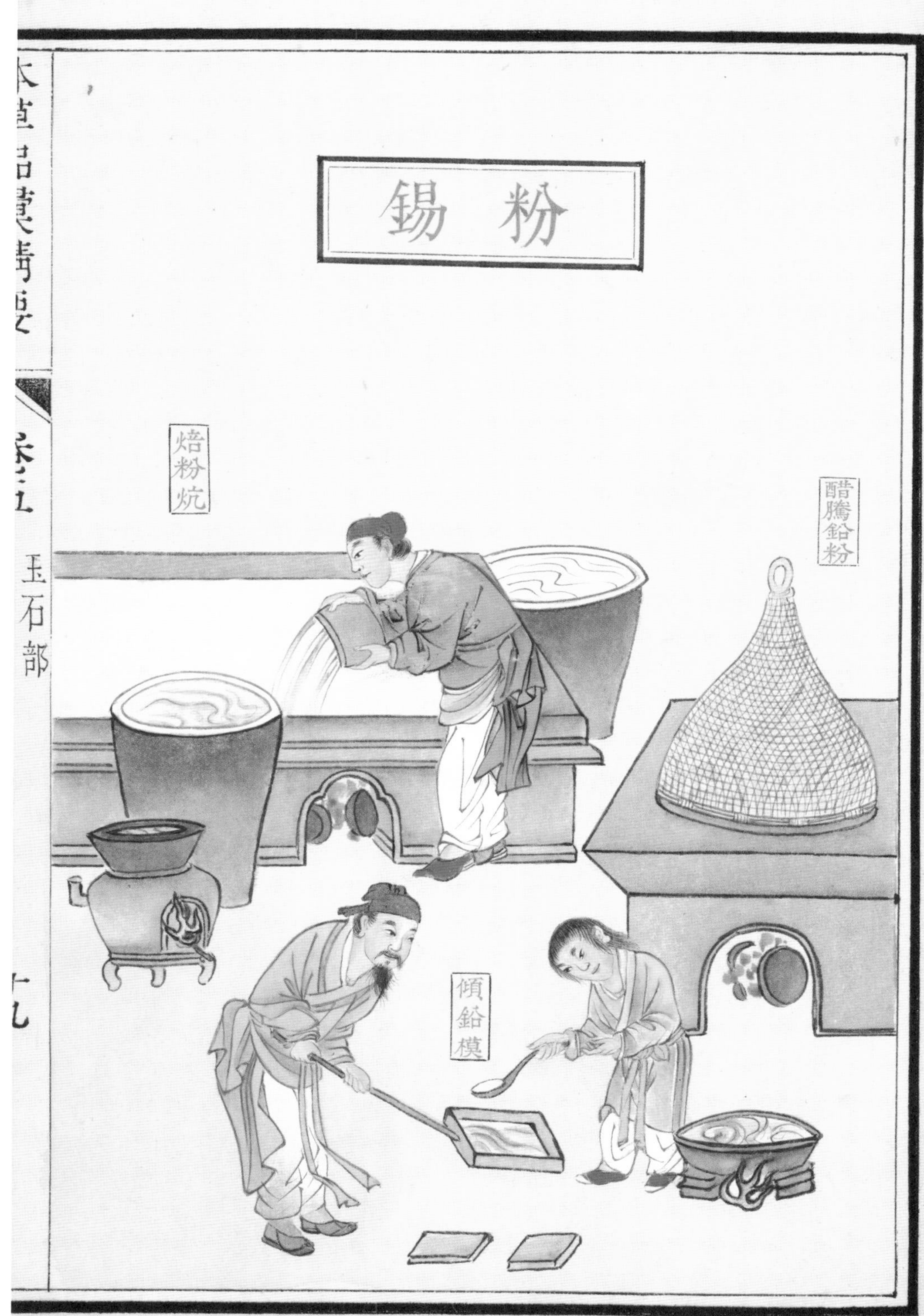
粉錫
焙粉炕
醋騰鉛粉
傾鉛模

粉錫 出神農本經 主伏尸毒螫音釋殺三蟲 以上朱字

神農本經 去鼈瘕療惡瘡墮胎主小便利 以上黑字

名醫所錄

【名】解錫　定粉　胡粉

【地】陶隱居云即今化鉛所作胡粉也而謂粉錫事與經乖 唐本注云鉛丹胡粉實用錫造陶云化鉛作之經云粉錫亦為誤矣

謹按李含光云黃丹胡粉二物俱是化鉛為之未聞用錫者故參同契云若胡粉投炭中色壞為鉛抱朴子內篇云愚人乃不信黃丹及

胡粉是化鉛所作噫古者或以鉛錫兼稱乎故英公序云鉛錫莫辨者葢謂此也唐汪因襲遂以三物俱言炒錫所致殊深誤矣更熟思之陶說爲是今造粉之法以磚作竈高五六尺中砌一小缸貯糟醋至八分許以竹篦平置缸口篦底木作井字架之用蜀郡平澤鉛不限分兩鎔化成汁以杓傾鐵掀模内作方片每重二十兩至三百片數攢積篦上以醬蓬覆葢缸底用重一斤炭墼火煨日夜各二餅使醋氣熏蒸於上候至二七日夜其醋已盡將鉛片上浮粉擊取稱過泡水缸中仍帶水細羅澄於別缸擎去上面清水以粉三百斤爲則

加白鹽一斤福蜜四兩二味相和鍊熟稍澄羅濾入粉令勻外作一炕上鋪細砂土一層再以綿紙嚴遮其土攤粉于紙上炕下仍煨炭墼微火轉展將近一月方乾以竹刀切成塊冬月水寒不宜造也

【用】光膩者佳

【色】白

【味】辛

【性】寒

【氣】氣之薄者陽中之陰

臭　腥

製　研細用

治　療別錄云主從高落下瘀血搶心面青短氣欲死以胡粉一錢匕和水服之即差治乾濕癬及胡臭若股內陰下常濕且臭或作瘡以胡粉一物塗之即愈常用大驗小兒夜啼水調服三豆許日三服之効

合　治胡粉水和合雞子白服治小兒久痢成瘖服之以糞黑爲度爲其殺蟲而止痢也○合炭灰白等分以脂和塗瘡孔上治瘡中水即止○合羊髓和塗火燒瘡○合豬髗骨中髓治小兒舌上瘡日三傅之效○熬八分合猪

脂塗小兒疳瘡以差爲度○合鹽熬色變以摩小兒腹上治腹脹及腹皮青若不理須臾死○合土和塗小兒耳後月蝕瘡

禁 妊娠不可服

解 硫黄毒

錫灰有毒

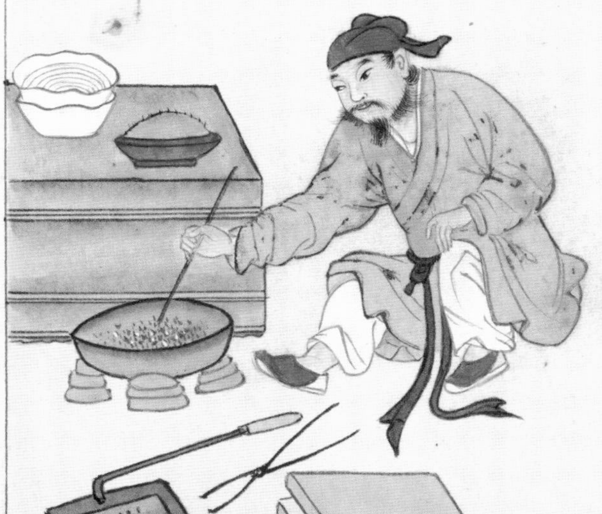

錫灰

錫灰主殺蟲去積名醫所錄

名 白鑞

地 圖經曰生桂陽山谷今有銀坑處皆有之而臨賀所出尤盛又謂之白鑞

然有黑有白黑即鉛也與此形雖相近而所用殊別錫灰乃以錫置鐵盤中熔鍊良久澄下租滓如灰者是今妙應丸中用之

【時】【生】無時 【採】無時

【用】灰

【色】黑褐

【味】鹹

【性】平

【氣】味厚於氣陰中之陽

【臭】朽

【製】去錫細研羅過用

土之土

東壁土 無毒附好土 土消土檳榔

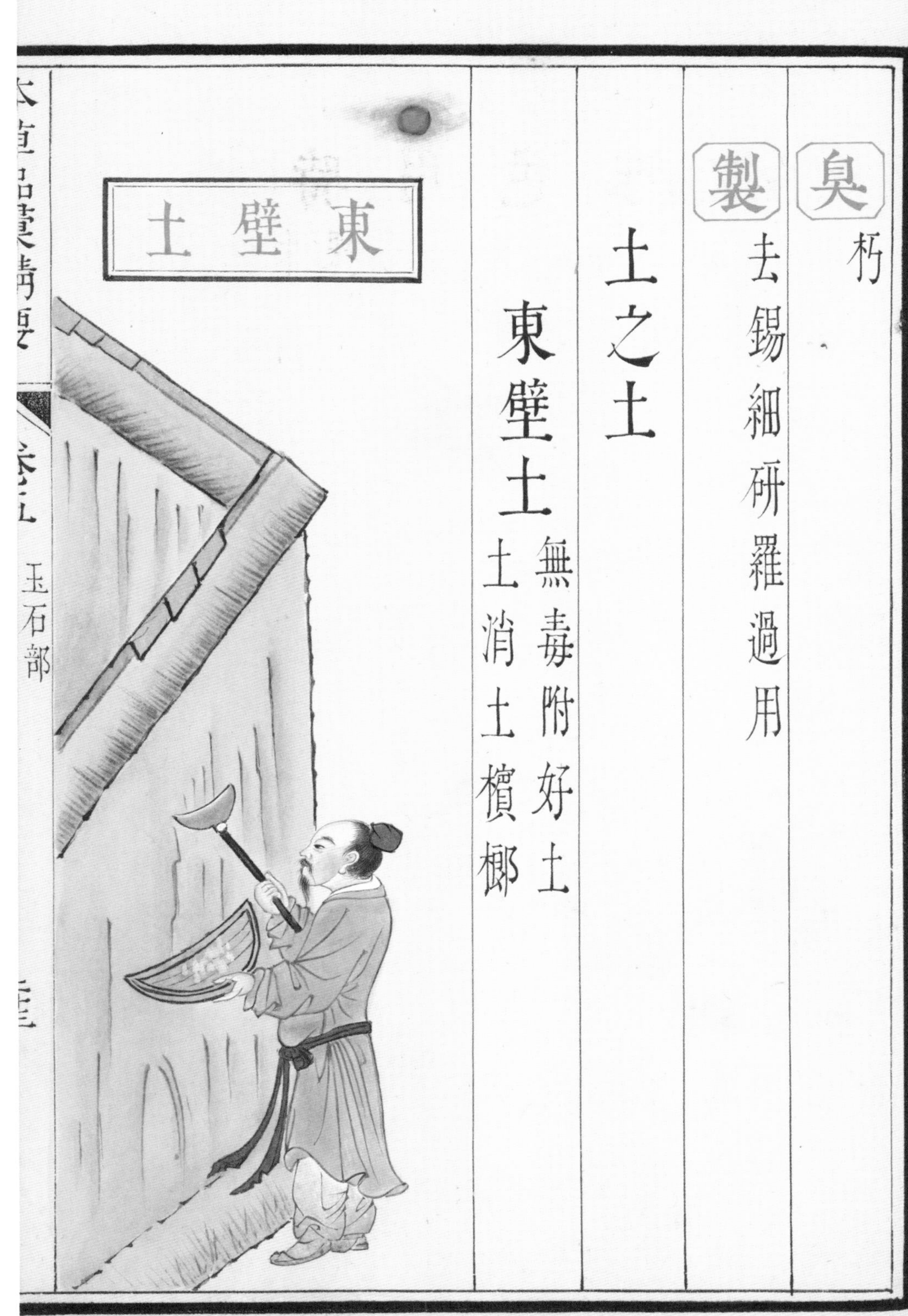

東壁土主下部瘡脫肛 名醫所錄

地 陶隱居云此朽壁乾久之土取其東向者故謂之東壁土也由其感旭日之精華鍾震方發育之氣刮取之亦可去衣油垢張司空云土三尺已上曰糞三尺已下曰土服之當去上惡物勿令入客水陳藏器云一種土消大寒無毒莊子云蛣蜣轉丸是也蔵在土中掘地得之正圓如人捻作彌久者佳又有土檳榔狀如檳榔於土穴中及堦除間得之新者猶輭云蟾蜍屎也蟾食百蟲故特主惡瘡衍義曰今詳南壁上土亦向陽久乾何不取之葢東壁常得曉日烘炙日者太陽真火故治瘟瘧或曰何不取午盛

之時南壁土而取日初出東壁土者何也火生之時其氣壯故素問云少火之氣壯及其當午之時則壯火之氣衰故不取之實用此義或曰何以知日者太陽眞火以水精珠或心凹銅鑑向日射之以艾承接其光聚處火出故知之

【時】【生】無時 【採】無時

【收】暴乾

【色】黄

【味】甘

性 平温緩

氣 氣厚於味陽也

臭 朽

主 解毒除濕

製 研細用

治 療 陶隱居云 治小兒風臍 唐本注云 摩乾濕癬 藥性論云 點目中去瞖 ○東壁土上蜆殼爲末傳豌豆瘡及除温瘧 陳藏器云 止洩痢霍亂煩悶 ○好土味甘無毒主洩痢冷熱赤白腹内熱毒絞結痛下血取

入地乾土以水煑三五沸絞去滓
適稀稠煖服一二升○土消主傷
寒時氣黃疸病煩熱湯淋取汁頓
服之良○土檳榔主惡瘡諸蟲咬
及瘰癧疥瘻細研油塗之別錄云
東壁土主小兒臍風瘡歷年不差
唐東壁土一升合皂莢三挺長一尺二
寸療肛門凸出以壁土挹粉肛門頭
出處皂莢炙煖更遞熨之差○好土
合頭髮療食牛馬肉及肝中毒者先
剉頭髮令寸長拌好土作漕泥二升
合和飲之須臾髮皆貫所食肝出○
多年煙熏壁土合黃蘗同擣羅末以
生薑汁拌成膏攤貼之更以茅香湯
調下一錢匕
療背生癰癤

【解】好土以水煑三二五沸去滓適稀稠煖服二升解諸藥毒中肉毒合口椒毒野菌毒

石之金

赤銅屑 微毒 附 銅器

赤銅屑

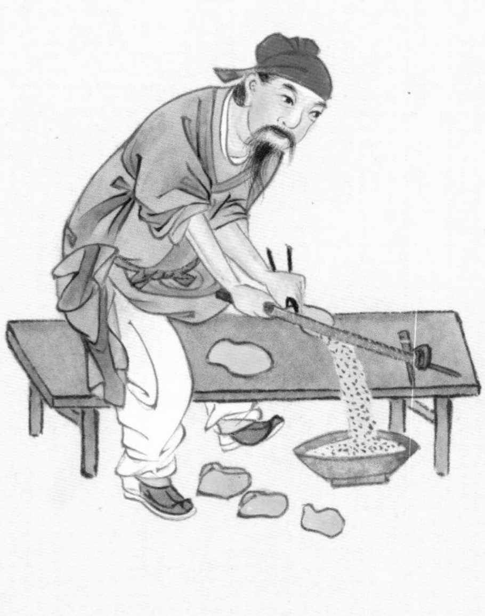

赤銅屑以醋和如麥飯袋盛先刺腋下脉去血封之攻腋臭神効又熬使極熱投酒中服五合日三主賊風反折又燒赤銅五斤內酒二斗中百遍服同前主賊風甚驗名醫所錄

【地】【陳藏器云】出武昌盖銅禀東方乙陰之氣結而成魄其性利能銲人骨凡六畜有損者取細研酒中温啖之直入骨損處六畜死後取骨視之猶有銲痕赤銅爲佳黄熟銅不堪用【別錄云】定州人崔務墜馬折足醫者令取

赤銅末和酒服之遂瘥平及亡後十餘年改葬視其脛骨折處有銅束之是其驗也

【時】【生】無時【採】無時

【用】屑

【色】赤

【味】苦

【性】平洩

【氣】味厚於氣陰也

〔臭〕腥

〔主〕折傷

〔製〕細剉爲屑或燒淬酒服

〔治〕〔療〕日華子云明目及風眼接骨銲齒療女人血氣及心痛○銅器治霍亂轉筋腎堂及臍下疰痛並衣被襯後貯火熨之〔陳藏器云〕主折傷能銲人骨

〔合〕合酢於銀器中炒極熱以布裹熨腋下冷復易之治孤臭或用清酢漿淨洗訖微揩使破取銅屑和酢熱揩之甚驗

石之金

錫銅鏡鼻 無毒附古鑑

錫銅鏡鼻

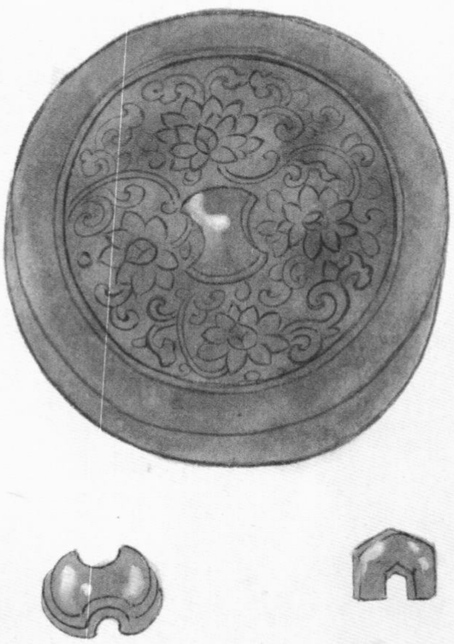

錫銅鏡鼻 出神農本經 主女子血閉癥瘕伏腸

絕孕 以上朱字神農本經 伏尸邪氣 以上黑字名醫所錄

【地】〔陶隱居云〕古無純銅鑄鏡皆用錫和雜之以取其明白故也以廣陵者爲勝今所用銅鏡鼻者乃破古銅鏡之鼻爾用之當燒令赤内酒中飲之若置醯中出入百過亦可擣矣其入藥之義卽銅弩牙古文錢之類皆有錫相雜故所用也以意推之其理則一

【時】〔生〕無時〔採〕無時

【用】古者愈佳

【色】青緑

【味】酸

性 冷

氣 氣薄味厚陰也

臭 朽

主 祛邪通經

製 燒赤淬酒碾細服

治 療 日華子云 古鑑辟一切邪魅女人鬼交飛尸蠱毒小兒驚癇百蟲入人耳鼻中就將彼敲其蟲自出

合 以七枚投醋中熬過呷之亦可入當歸芎藭煎服療產後餘疹刺痛三十

六候○銅照子鼻燒赤著少許酒淬過少少與兒服之療小兒卒中客忤

○古鑑燒赤淬酒服療暴心痛及催生

金之土

銅青 微毒

銅生

銅青

銅青主婦人血氣心痛合金瘡止血明目去膚赤息肉　名醫所録

【地】圖經曰生熟銅皆有青青則銅之精華而在銅器上緑色者是也用之以北庭署者最佳

【時】【生】無時【採】無時

【用】細膩者佳

【色】青緑

【味】酸

性 平寒

氣 氣薄味厚陰中之陽

臭 腥

主 明目去膚赤

製

治 療陳藏器云青銅明目去膚赤合金瘡止血入水不爛令瘡青黑

合 生硃二兩淨洗於乳鉢內研細以水飛去石澄清同硃粉慢火熬令乾取辰日辰時於辰位上修合再研勻入麝香一分同研以糯米糊和丸如彈

子大陰乾名備急大効碧琳丹療痰涎潮盛卒中不語者每丸作二服用薄苛酒研下癱緩一切風用硃砂酒研化下候吐涎出沫青碧色瀉下惡物瘥○研細如粉合醋糊和丸如芡實大名綠雲丹治小兒纔覺中風者便用薄苛酒磨下一丸須臾便吐其涎如膠令人以手拔之候吐罷神驗

土之土

井底沙

井底沙

井底沙主治湯火燒瘡用 名醫所錄

【地】謹按井底沙即井中泥而具坤體乃至陰也蓋井水靜而不流爲陰水也非江湖之水日夜流蕩上薄陽光爲之陽水所以浸漬成泥其性愈冷故能袪大熱湯火之毒也

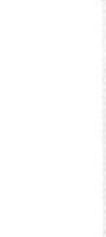

用 沙

色 青黑

味 淡

性 至冷

氣 味厚於氣陰也

臭 腥

主 天泡瘡

治 療別錄云塗傳蝎螫溫則易之及妊娠得時疫病以傳心下令胎不傷

并療卧忽不寤勿以火照照之卽殺人但痛嚙其踵及足拇指甲際而唾其面卽活以井底泥塗目畢令人垂頭於井中呼其姓名便起

石之土

代赭 無毒 附赤土

代赭

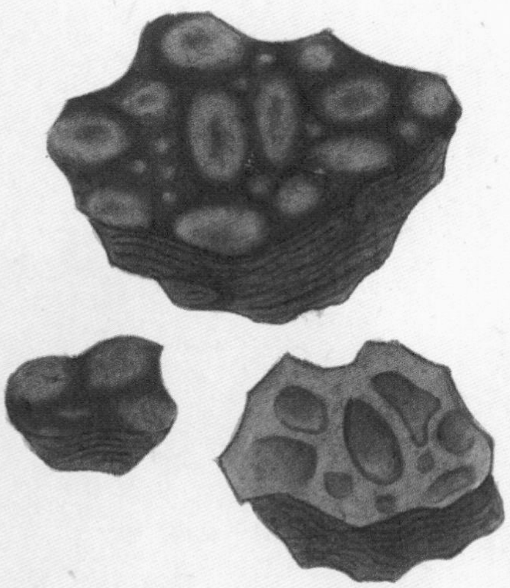

赤土

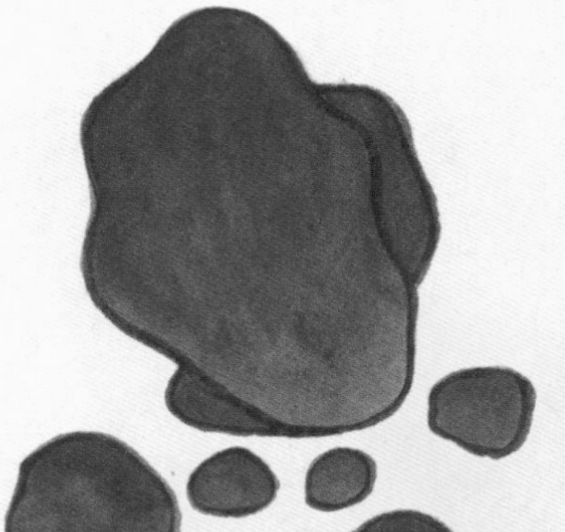

代赭 出神農本經 主鬼疰賊風蠱毒殺精物惡鬼腹中毒邪氣女子赤沃漏下 以上朱字神農本經 帶下百病產難胞衣不出墮胎養血氣除五臟血脈中熱血痹血瘀大人小兒驚氣

入腹及陰痿不起以上黑字名醫所錄

【名】須丸　血師

【地】圖經曰生齊國山谷今河東京東山中亦有之以赤紅青色如雞冠有澤染爪甲不渝者良古方紫丸治小兒用代赭云無眞者以左顧牡蠣代之乃知眞者難得今醫家所用多擇取大塊其上有如浮漚丁者爲勝謂之丁頭代赭陶隱居云舊說是代郡城門下土江東久絕其魏國所獻猶是彼間赤土非復眞物矣唐本注云出姑幕者名須丸出代郡者名代赭此石多從代州來云山中採得非城門下土又言生齊地山谷今齊州亭山

出赤石其色有赤紅青者其赤者亦如雞冠且潤澤土人惟採以丹楹柱而紫色且暗此物與代州出者相似古來用之今靈州鳴沙縣界河北平地掘深四五尺得者皮上赤滑中紫如雞肝大大勝齊代所出者

時 生無時 採無時

用 如雞冠光澤有浮漚丁者佳

色 紫赤

味 苦甘

性 寒洩緩

氣 氣薄味厚陰也

臭 朽

主 驚風辟鬼魅

行 手少陰經足厥陰經

助 赤土以乾薑爲使

反 畏附子天雄

製 雷公云凡使不計多少用臘水細研盡重重飛過水面上有赤色如薄雲者去之然後用細茶腳湯煑之一伏時取出又研一萬匝方入用淨鐵鐺

一口著火得鐺熱底赤即下白蠟一兩於鐺底逡巡間便投新汲水衝之於中沸一二千度了如此放冷取出使之

治　療藥性論云療女子崩中淋瀝不止及生子不落末溫服辟鬼魅日華子云止吐血鼻衄腸風痔瘻月經不止小兒驚癇疳疾反胃止瀉痢脫精尿血遺溺金瘡長肉安胎健脾及夜多小便

合　以一兩合米醋一升用火燒代赭通赤淬米醋中以盡爲度搗羅如麵用湯調下一大錢療小腸氣痓○赤土不計多少研碎空心溫酒調下一錢療風瘮疼痒不可忍